JOACHIM BERND
VOLLMER

Der
DARM-IQ

Wie das Bauchhirn unser körperliches
und seelisches Wohlbefinden steuert

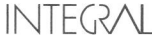

Die in diesem Buch vorgestellten Informationen und Empfehlungen sind nach bestem Wissen und Gewissen geprüft. Dennoch übernehmen der Autor und der Verlag keinerlei Haftung für Schäden irgendwelcher Art, die sich direkt oder indirekt aus dem Gebrauch der hier beschriebenen Anwendungen ergeben. Bitte nehmen Sie im Zweifelsfall bzw. bei ernsthaften Beschwerden immer professionelle Diagnose und Therapie durch ärztliche oder naturheilkundliche Hilfe in Anspruch.

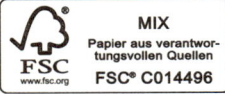

Verlagsgruppe Random House FSC® N001967
Das für dieses Buch verwendete
FSC®-zertifizierte Papier *Classic 95*
liefert Stora Enso, Finnland.

Integral Verlag
Integral ist ein Verlag der Verlagsgruppe Random House GmbH.

ISBN 978-3-7787-9251-3

Zweite Auflage 2014
Copyright © 2014 by Integral Verlag, München,
in der Verlagsgruppe Random House GmbH
Alle Rechte sind vorbehalten. Printed in Germany.
Redaktion: Ralf Lay
Einbandgestaltung: Guter Punkt, München – Andrea Barth
Coverfoto: © Kuleczka/shutterstock
Satz: Leingärtner, Nabburg
Druck und Bindung: GGP Media GmbH, Pößneck

www.integral-verlag.de

Die Kunst der ärztlichen Behandlung besteht vor allem darin, hinter der Offensichtlichkeit der sichtbaren Symptome die tieferen Wahrheiten der unsichtbaren Ursachen zu erfassen.

HIPPOKRATES

INHALT

ANHANG

Vorwort

Mit der Entdeckung des Darmnervensystems standen die Forscher fast ein Jahrhundert lang vor dem Problem, erklären zu müssen, wozu das Ganze wohl diene. Man wusste zwar, dass da etwas war, aber warum und wozu, entzog sich den wissenschaftlichen Erklärungsmöglichkeiten. Und wie es halt immer so ist, wenn sich etwas dem Zugang durch den Verstand verschließt, lehnte man es als »unwissenschaftlich« ab und legte es erst einmal auf Eis, bis ... ja, bis die Zeit gekommen war, um es wieder aufzutauen. Eine vage Erinnerung, verstaubte Aufzeichnungen, Neugierde oder der Zufall, der wie so oft bei neuen Entdeckungen die entscheidende Rolle spielt, lassen Alteingefahrenes in einem neuen Licht erscheinen und geben häufig erst den Blick für eine neue Sichtweise frei.

Wissenschaftler aus der Zeit vor hundert Jahren würden, wenn sie es könnten, angesichts der heutigen Entwicklungen und Erkenntnisse jedenfalls ehrfürchtig ihrer damaligen »Lehrmeinung« abschwören, wie es schon so oft in der Geschichte der Menschheit geschehen ist und wie es sicherlich auch bei künftigen Generationen der Fall sein wird. Denn in jeder wissenschaftlichen Disziplin finden laufend Entwicklungen statt, die mehr oder weniger unmerklich in unser aller Leben dringen und es nachhaltig verändern. Auch in der Biologie und der Medizin, deren Forschungen ein riesiges Feld umfassen, so dass manches eben zunächst »ad acta« gelegt werden muss, was unerklärlich oder nicht mit dem Zeitgeist in Übereinstimmung zu bringen ist. Irgendjemand holt es dann irgendwann, wenn neue Puzzlestückchen hinzugekommen sind und alles besser zusammenpasst, wieder ans Tageslicht zurück, um sich vielleicht mit neuen, besseren Möglichkeiten einer Lösung des ehemals unerklärlichen Phänomens zu nähern.

So oder so ähnlich muss es auch dem amerikanischen Neurobiologen Michael D. Gershon ergangen sein, als er Ende des 20. Jahrhunderts zu der Erkenntnis gelangte, dass dieses interessante Nervengeflecht im Darm, das man fachsprachlich als »enterisches Nervensystem« (ENS) bezeichnet, viel mehr war, als man zuerst angenommen hatte oder anzunehmen bereit war (der Begriff »enterisch« ist abgeleitet vom griechischen Wort *énteron* für »Darm«). Dass der Mensch nicht allein mit einem rationalen Bewusstsein ausgestattet ist, war vor über hundert Jahren etwas zu, sagen wir es einmal sanft, »paramedizinisch« und wollte so gar nicht in das Denkschema einer in dieser Zeit noch aufstrebenden, auf zellulärpathologischen Prinzipien basierenden Medizin passen. Sicherlich sprach man auch damals von Phänomenen wie dem »Bauchgefühl« oder von »Entscheidungen«, die man aus »dem Bauch heraus« getroffen hatte. Aber dass diese Vorgänge auf – inzwischen – belegbaren Fakten beruhen, war im offiziellen Medizinbetrieb lange Zeit nicht im Entferntesten klar.

Die Redewendung »aus dem Bauch heraus entscheiden« hat durch die aktuellen Forschungen eine ganz neue Bedeutung gewonnen, und zwar in einer Dimension, wie sie sogar vor zwanzig Jahren in den Visionen der Wissenschaftler, die sich mit dem Thema beschäftigten, noch nicht einmal ansatzweise vorkam. Auch heute verstrickt man sich nicht nur bei unerklärlichen Erkrankungen vielfach eher in Tausenden von Symptomen, als auf einen eventuellen direkten Zusammenhang zum Bauchhirn, zur Intuition oder zum Unterbewusstsein zu schließen, wo man im Allgemeinen deutlich besser an die Ursachenfindung und -beseitigung herankäme.

In der Regel tun wir also gut daran, wenn wir unser »Bauchgefühl« nicht als Trübung des Bewusstseins degradieren, sondern die Beratungskompetenz unseres »zweiten Gehirns« erkennen und seine Hinweise gebührend berücksichtigen.

Joachim B. Vollmer

Einführung

Vor etwa 2 400 Jahren kam der griechische Philosoph Aristoteles zu dem Schluss, dass der Mensch vor allem Glück suche. »Glück« ist ein globaler Begriff für einen Seinszustand, der um seiner selbst willen angestrebt wird, während jedes andere Ziel wie Geld oder Macht, Schönheit und Gesundheit nur deswegen geschätzt wird, weil man damit den Zustand des Glücks in irgendeiner Form assoziiert.

Auch wenn sich seit den Zeiten des Aristoteles viel gewandelt hat, änderte sich in den grundlegenden Wertvorstellungen nur vergleichsweise wenig. Denn was Glück ist, begreifen wir heute nicht besser als seinerzeit Aristoteles, und was die Methoden angeht, um diesen für alle so erstrebenswerten Zustand zu erreichen, könnte man ohne Ironie behaupten, wir hätten darin gar keine Fortschritte erzielt.

Obwohl wir im Schnitt ein deutlich höheres Lebensalter erreichen und trotz all der wissenschaftlichen Erkenntnisse, die jeder mittlerweile auf Knopfdruck abrufen kann, verfestigt sich bei vielen Menschen der Eindruck, sie hätten keinen wirklichen Sinn im Leben. Liegt das vielleicht auch daran, dass viele oft mehr haben wollen, als man haben kann? Fehlt uns Bescheidenheit und vielleicht auch Dankbarkeit und

Demut? Oder suchen wir einfach am falschen Ort und in der falschen Weise nach dem Glück?

Sicherlich kann der Einzelne an bestimmten äußeren Umständen nichts oder nicht viel verändern. Man kann sich weder seine Eltern noch die Zeit und den Ort seiner Geburt aussuchen, und es liegt normalerweise weder in Ihrer Macht noch in der irgendjemandes anderen, zu entscheiden, ob Naturkatastrophen, Kriege oder Unglücke unser Leben begleiten. Unsere Gene, unsere Beziehungen, unsere Umwelt, die Epoche, in die wir hineingeboren wurden – diese und viele andere Einflüsse bestimmen maßgeblich, was wir sehen, fühlen, denken und tun oder lassen.

Es überrascht daher nicht sonderlich, dass viele glauben, das Schicksal würde vornehmlich von äußeren Kräften bestimmt. Doch jeder hat schon mal erlebt, dass man sich auch in scheinbar widrigen Umständen durchaus als Herr der Lage fühlen kann, statt sich von unbekannten Kräften hilflos herumgestoßen zu empfinden. In diesen seltenen Lebensmomenten verspürt man dann durchaus mal einen Anflug von Euphorie, und man hat das Gefühl: »Besser geht's nicht.«

Entgegen der landläufigen Meinung sind also nicht die passiven, entspannten Zeitabschnitte die besten im Leben, sondern vor allem diejenigen, die alles von uns fordern oder bei denen wir uns im Fluss (griech. panta rhei = dt. alles fließt) mit dem Geschehen befinden und völlig in einer Beschäftigung aufgehen. Die Ruhezeiten nach solch mitunter schwerer Anstrengung sind ähnlich wichtig wie die Zustände, die etwa Yogaübungen oder bestimmte Techniken und Meditationserfahrungen vermitteln können. Wenn man einmal über die vollkommene Entspannung eine Brücke zur Welt des Bauchhirns geschlagen hat, ersehnt man diese wohltuende Ruhe, heilsame Stille und Entspannung als natürlichen Ausgleich zum täglichen Turbogeschehen.

Das System in unserem Körper, das für solche Glücksphasen und Ihre Gesundheit in entscheidendem Maße zuständig ist – wenn es denn optimal funktioniert –, ist nämlich das Bauchhirn, ebenjenes enterische respektive viszerale Nervensystem, dessen Bedeutung für das Gesamtwohlbefinden immer noch vielfach unterschätzt, wenn nicht gar verkannt wird (der Begriff »viszeral« stammt von dem lateinischen Wort *viscera* für »Eingeweide, das Innere«). Und wie Sie Ihre Gesundheit gerade in Hinblick auf das Bauchhirn und damit grundlegendes Glück gewinnen oder wiedererlangen können, erfahren Sie in diesem Buch. Erprobte alte und neue Methoden, die Sie mit geringem Aufwand einfach an sich selbst anwenden oder von einem Therapeuten durchführen lassen können, eröffnen Ihnen den Weg zum Erfolg. Sie finden dazu Anleitungen für eine adäquate Ernährung, Wissenswertes über Homöopathie und Bachblütentherapie, lernen eine spezielle Meridian-Massagetechnik kennen und viele weitere interessante Maßnahmen, die Sie sich ganz nach Ihrem Typus, Ihrer Problematik und nach Ihrem »Bauchhirn-Gusto« aussuchen und zusammenstellen können.

Wenn Sie die Intelligenz des Bauchhirns erkennen und lernen, sein Potenzial für sich zu nutzen, haben Sie unschätzbare Vorteile. Viele Ihrer bisher unbeantworteten Fragen werden hier nämlich behandelt und erklärt. Gezeigt wird zum Beispiel, dass unser Bauchhirn eine Art Supercomputer ist, der nicht nur unsere Verdauung steuert. Wir untersuchen auch die Frage, ob unsere Entscheidungen von ihm entwickelt und gelenkt werden. Und schließlich wollen wir wissen, wie unsere Emotionen im Kopf durch »Gefühlsteppiche« des Bauchhirns beeinflusst werden.

Aber es geht auch um Intuition, das Unterbewusstsein, Traumwelten, Hypothesen, wie wir psychisch Urlaub für das Bauchhirn zum Nulltarif machen und wie wir den körperlichen und seelischen Müll beseitigen können, der uns im Wege steht und unser Leben zur Stagnation zwingt. Denn all das und noch viel mehr spielt sich im Bauchhirn ab. Es geht also um die Frage: Was können wir für eine bessere Bauchhirngesundheit tun, die ein Garant für unsere Gesundheit von Geist, Seele und Körper darstellt?

Glück und Gesundheit sind keine Folge von x-beliebigen Zufällen. Sie sind nichts, was man materiell bestimmen, mit Geld kaufen oder mit Macht für sich nutzen kann. Glück und Gesundheit sind interdependent, voneinander abhängig, und letztendlich nicht erzwingbar – aber die Methoden, sie annähernd zu erreichen und zu bewahren, kann man erlernen.

Glück und Gesundheit sind Zustände, die in aller Regel dann fast wie von selbst eintreten, wenn verschiedenste Faktoren sinnvoll zusammenpassen, und dabei spielt der angemessene Umgang mit dem Bauchhirn eine entscheidende Rolle. Menschen, die gelernt haben, mit ihrem Innersten zu kooperieren und auf Botschaften des Bauchs zu hören, werden in der Lage sein, ihre Lebensqualität weitgehend selbst zu bestimmen, und sie werden von äußeren Gegebenheiten nur noch bedingt abhängig sein. Dies kommt dem, was wir unter »Glück« oder »Zufriedenheit« verstehen, schon sehr nahe – auch wenn es oft nichts mit dem zu tun hat, was landläufig und pauschal unter »Glück« verstanden wird.

Und noch etwas Wichtiges: Wir können Wohlempfinden, Zufriedenheit und Gesundheit nicht erreichen, indem wir den Löwenanteil unserer Zeit damit verbringen, nur nach »dem großen Glück« zu suchen. Glück finden wir erst dann, wenn wir die vielen vermeintlichen Kleinigkeiten unseres Lebens zu schätzen wissen und wenn wir überdies bereit sind, die Nackenschläge und Prüfungen, die das Schicksal für uns vorgesehen hat, zu verstehen und zu akzeptieren – so schwer sie manchmal auch sein mögen. Wir sind dabei stark von unserer persönlichen Wahrnehmung durch die Sinne abhängig. In welcher Art und Weise sie die Eindrücke von außen vermitteln, beeinflusst auch die Einschätzung und die Art und Weise, wie wir das Erlebte aufnehmen und verarbeiten. Die meisten dieser Kräfte können nicht verstandesmäßig kontrolliert werden, vielmehr hat das Bauchhirn hier einen erheblichen Anteil daran.

Lassen Sie uns nun damit beginnen, die wichtigsten allgemeinen Zusammenhänge zu skizzieren, um im zweiten Teil des Buches dann zu beschreiben, welche Maßnahmen wir konkret ergreifen können, um eine Harmonisierung unseres enterischen Nervensystems zu erreichen. Glück lässt sich wie gesagt nicht erzwingen, dennoch kann man vieles dafür tun. Glück und Gesundheit können dann entstehen, wenn alle Bereiche möglichst nahtlos ineinanderfließen, sich gegenseitig ergänzen und einen Synergieeffekt erzielen: eine positive Wirkung, die weit über das hinausgehen kann, was uns die Summe der ergriffenen Maßnahmen allein schon hätte erwarten lassen.

Unser zweites Gehirn

Die Entwicklung des Bauchhirns

Der Darm ist unser ältestes Organ, und seine Vorläufer entwickelten sich lange vor Haut, Herz, Lunge oder Hirn. Schon Schwämme, die zu den primitivsten Tieren gezählt werden, nehmen Nährstoffe durch Einstülpungen ihrer Körperoberfläche auf. Primitivere Vielzeller wie Quallen verdauen in einem Sackdarm, dessen Eingang gleichzeitig auch der Ausgang ist. Erst höhere Tiere entwickelten eine zweite Öffnung und trennten so den Mund vom After. Der Darm ist also eine entscheidende und eminent erfolgreiche Entwicklung in der Evolution.

Auch bei der menschlichen Embryonalentwicklung bildet sich der Darm als eines der ersten Organe aus. Bereits zum Ende des dritten Schwangerschaftsmonats besitzen Embryonen einen kompletten Verdauungstrakt mit Speiseröhre, Magen, Dünn- und Dickdarm. Während der folgenden Entwicklung wachsen diese Organe lediglich weiter.

Das Bauchhirn lernt wie das Kopfhirn auch jung am besten. Denn es reift ebenfalls nach der Geburt weiter. Es ist die ersten drei Jahre des Lebens am besten »formbar« – was sich auch mit den hauptsächlichen epigenetischen Entwicklungsabschnitten deckt –, aber genau wie unser Kopfhirn ist es lebenslang lernfähig und entwickelt sich flexibel.

Frühe »ungute Erfahrungen« des Darms können die »Persönlichkeit« beider Gehirne beeinflussen. Exzessive oder lang anhaltende Ängste hinterlassen umgekehrt nicht nur Blockaden im Kopf, sondern auch im Verdauungstrakt. Da das Bauchhirn sich nach der Geburt weiterentwickelt, verfügt es nämlich über eine Art Gedächtnis. Beispielsweise neigen Erwachsene, die schon als Kleinkind häufiger unter Darmkoliken litten, in der Folge oftmals zum Reizdarmsyndrom. Die bereits in der frühen Kindheit erfahrene Fehlfunktion ist – sofern sie nicht erfolgreich behandelt wurde – tief in der Erinnerung des Bauchhirns eingebrannt. Doch das Bauchhirn erinnert sich nicht nur an Negativerlebnisse. Da es sich ja schon im Mutterleib bildet, übernimmt es nach der Geburt sofort und unverzüglich seine ihm zugedachten Aufgaben, wird geprägt und steuert je nach Prägung den weiteren Lebenslauf unter Berücksichtigung weiterer Lernphasen (siehe dazu auch Bild 1, Bildteil).

EIN FRÜHER BEWEIS FÜR DIE EXISTENZ DES BAUCHHIRNS

William Bayliss und Ernest Starling wollten vor über hundert Jahren in ihrem Londoner Labor ergründen, woher die Signale für die Darmbewegung kommen. Und sie hatten eine Ahnung: Um ihr nachzugehen, und beeindruckt von dem Phänomen des sich vor ihren Augen schlängelnden Eingeweides, schnitten sie alle Nervenverbindungen zu anderen Organen und zum zentralen Nervensystem eines Hundes ab (siehe dazu auch Bild 4, Bildteil). Keine direkte Information aus dem Gehirn oder

Rückenmark konnte jetzt mehr die isolierte Darmschlinge erreichen. Doch als die beiden Forscher auf das Eingeweide drückten, reagierte es mit der absteigenden Welle von Anspannung und Entspannung. Wenn also dafür Nerven von außen nicht notwendig waren, schlossen die Wissenschaftler, dann mussten davon unabhängige, eigenständige Nerven diese Arbeit erledigen. Sie fügten dem »Gesetz des Darms« einen »lokalen nervösen Mechanismus« hinzu. Eigentlich für diese Zeit eine Sensation, war doch für damalige Wissenschaftler das Gehirn der uneingeschränkte König über sämtliche Körperfunktionen.

Vom Zeitpunkt der Geburt an prägt sich das Bauchhirn so schlichtweg alles ein: die Nahrung, die es bekommen hat, die gesundheitliche Wirkung auf die Organe, jede zärtliche Zuwendung, aber auch das Gegenteil. Stress, harmonische oder disharmonische Klänge ebenso wie Streitgespräche – all das hat einen nicht unerheblichen Einfluss auf die Entwicklung dieses Nervengeflechts. Das Bauchhirn merkt sich darüber hinaus Stimmungslagen und Gefühle. Denn im ständigen Kontakt mit dem Großhirn nimmt es an dessen Wahrnehmungen der Umwelt teil. Deswegen ist das Gefühlsleben der Mutter während der Schwangerschaft und innerhalb der ersten drei Monate danach besonders prägend für ein ganzes Leben. Die Wurzeln so mancher Krankheit werden ohne Zweifel bereits hier gelegt.

Es sind gerade die in der Epigenetik – in der es um die Mechanismen geht, welche die Aktivität der Gene regulieren – so ausgesprochen wichtige Zeitfenster: während der Schwangerschaft, die ersten Monate nach der Geburt und die so entscheidende Zeit der Pubertät, in der das Bauchhirn Stück für

Stück loszulassen beginnt und dem Kopfhirn mehr und mehr die Verantwortung übergibt. Das »zweite Ich« überlässt also dem wachsenden »ersten Ich« im Laufe der Zeit mehr und mehr das Ruder. Wir werden erwachsen.

Die überwiegende Zahl der Forscher ist sich darüber einig, dass schon die bereits erwähnten frühen gefühlsmäßigen Erinnerungen des Bauchhirns die meisten unserer Entscheidungen stark beeinflussen. Wie sie das jedoch genau tun, ist noch weitgehend unbekannt. Die Mitteilungen aus unserem tiefsten Inneren entstehen anscheinend durch das perfekte Zusammenspiel der beiden Gehirne. Das Kopfhirn speichert die wichtigen Informationen aus dem Bauchhirn ab, ähnlich wie eine Sicherungskopie auf unserem Computer erstellt wird, zum Beispiel die Gefühle in beängstigenden Situationen. Jedes Mal, wenn eine Entscheidung in einer schwierigen Lage gefordert ist, wird auch automatisch die »Bauchhirnfestplatte« mit abgefragt. Erinnert sich das Bauchhirn an eine bekannte oder ähnliche Situation mit nicht so gutem Ausgang, rutscht einem buchstäblich »das Herz in die Hose«, und der Darm meldet dadurch unter Umständen lautstark »Alarmstufe Rot« mit den bekannten Folgen (siehe dazu auch Bild 3, Bildteil).

Mit Leib und Seele und allen Sinnen

Der Mensch besitzt fünf Sinne: Sehen, Schmecken, Riechen, Hören und Tasten. Diese fünf Sinne ermöglichen es uns erst, unser Umfeld in der Weise in uns aufzunehmen, wie wir es gewohnt sind. Jeder nutzt seine Sinne unterschiedlich stark.

Wenn einer dieser Sinne schwächer wird oder ausfällt, merken wir erst, wie abhängig wir von ihm sind. Auch wenn andere Sinne versuchen, das Defizit zu kompensieren (bei Blinden zum Beispiel intensivieren sich neben dem Hör- auch alle anderen Sinne), fehlt uns trotzdem meist ein wichtiger Teil des gewohnten Lebens. Dass man weniger als fünf Sinne hat, kann jedem Menschen zu jeder Zeit zustoßen. Aber dass es tatsächlich mehr als deren fünf sind, die uns normalerweise zur Verfügung stehen – nämlich mindestens sechs –, ist nicht jedem offensichtlich.

Wir haben also nicht nur die allgemein akzeptierten fünf Sinne, wir verfügen auch über einen sechsten und vielleicht sogar einen siebten Sinn. Manchmal können wir nämlich Dinge wahrnehmen, die wir weder sehen, schmecken, riechen, hören noch ertasten.

Ein nachvollziehbares Beispiel für dieses Phänomen sind unsere Träume. Wir glauben, ihre Inhalte zu sehen, manchmal auch zu hören, zu riechen und zu schmecken. Auch wenn sie gar nicht durch die bekannten Sinneswahrnehmungen zustande kommen, ist ihre Existenz doch unzweifelhaft. Es gibt zahlreiche Menschen, die dank ähnlicher Vorgänge in Trance oder sogar im Wachbewusstsein drohende Gefahren besser und wesentlich schneller erkennen als andere. Einen großen Anteil an dieser Fähigkeit hat ihr Bauchgefühl. Diese Menschen haben gelernt, ihr enterisches Nervensystem effizienter zu nutzen, indem sie ihrer persönlichen Intuition mehr Aufmerksamkeit widmen.

Manchen eher kopfgesteuerten Zeitgenossen sind diese Leute meist suspekt, obwohl es vom Kopf- zum Bauchhirn einen fließenden Übergang gibt, den die Rationalisten aber nicht so gern akzeptieren mögen, da sie ja sagen, ihr Kopf würde alles regeln. Genau diese Einstellung aber ist es, die das total überforderte Kopfhirn immer wieder in Sackgassen hineinführt, in denen es schließlich überlastet und ausgebrannt ist und sich anhören muss, dass es an einer Krankheit leidet, für die es allerdings ein, nein, zwei, drei und mehr passende Heilmittel gäbe.

Zunächst glauben wir dem Kopfhirn, das uns diese Heilsversprechen vermittelt, denn die Medikamente sollen ja schließlich nur das Problem der chemischen Fehlsteuerung im Gehirn reparieren.»Eigentlich erst einmal nichts Gefährliches für mich«, denkt so manch einer in seiner Unschuld. Wollen wir unser Kopfhirn entlasten, ist es jedoch wichtig, zu lernen, wie man seine Fähigkeiten und die des Bauchhirns harmonisch in Einklang bringt. Dazu gibt es keinen »Stein der Weisen«, auch kein Wundermittel, das es uns ermöglichen würde, unser Leben im Handumdrehen so gestalten zu können, wie wir es gern hätten.

Sicherlich werden auch heute immer mal wieder solche Zauberarzneien angepriesen, wie sie einst von fahrenden Gesellen auf Jahrmärkten feilgeboten wurden. Dabei verwendete man damals zum Beispiel den Mönchspfeffer bei Frauenleiden und die Muskatnuss ebenso wie Bärengalle als Allheilmittel so ziemlich gegen alles. Sogar Arsen war eine beliebte Zutat und wurde bei Schuppenflechte noch bis in die Siebzigerjahre des letzten Jahrhunderts hinein verwendet. Vor wenigen Hundert Jahren noch war die durchschnittliche Lebenserwartung vor allem bei Männern sehr niedrig. Einerseits löschten Kriege, Seuchen und katastrophale hygienische Zustände die Bevölkerung aus, und viele derer, die es schafften, all dem zu trotzen, hatten ausgesprochen viel Glück, wenn sie letztendlich nicht noch einem Quacksalber mit dem allseits beliebten Wunderheilmittel Kalomel in die Hände fielen.

Hauptbestandteile waren zu etwa 85 Prozent Quecksilber und circa 15 Prozent Chlor. Kleinere Schwankungen spielten da wahrlich keine große Rolle mehr. Denn auch in anderer prozentualer Zusammensetzung war dieses Gebräu schon nach wiederholter kurzer Einnahme tödlich. Irgendwann einmal geriet das Mittel dann doch in Verruf, nachdem man etwas zu viele Probleme durch dessen Genuss zu verzeichnen hatte und die Todesrate in den Anwendungsgebieten merklich angestiegen war.

Nun könnte man ja meinen, dass die Menschen irgendetwas aus dem »Kalomel-Skandal« – wie man heute sagen würde – gelernt hätten. Jedoch das Gegenteil schien und scheint immer noch der Fall zu sein. Denn allzu gern ist man auch in unseren Tagen noch bereit, dem zu glauben, der verspricht, alle Probleme so einfach, so billig oder so schnell wie möglich zu lösen. Das Bauchgefühl und meist auch der Denkprozess werden schlichtweg ausgeschaltet, sobald eine raffiniert und intelligent gestaltete Werbung sich mit ihren Versprechen einschaltet und diese immer und immer wiederholt. Das Testimonial aus der Werbung scheint stets zu bestätigen, wie die Lösung all Ihrer Probleme aussehen könnte. Ob es ein neues Putzmittel war, das restlos alle Kleinstlebewesen vernichten sollte (ganz nebenbei ein Ding der Unmöglichkeit), oder aber ein Pulver, das geduldig in den chemischen Waffenarsenalen vor sich hin schmachtete, bis es endlich als kalorienfreier Süßstoff in der Lebensmittelbranche seinen gewinnbringenden Platz fand – Wundermittel wie einst Kalomel lassen im neuen Mäntelchen immer wieder grüßen.

Das enorme Bedürfnis, an die Existenz eines allumfassenden Allheilmittels zu glauben, scheint uns nicht nur angeboren zu sein, es sieht auch so aus, als ob wir alle möglichen und unmöglichen Nebenwirkungen und sogar das Risiko zu sterben leichtfertig in Kauf nehmen, wenn wir nur die Aussicht auf ein Mittel haben, das uns die Option auf ein einfacheres, bequemeres, erfolgreicheres und gesünderes Leben vorgaukelt. In Wahrheit tritt dann oft sogar das Gegenteil des Erwünschten ein. Wie auch beim »Glücksmacher« Prozac.

Ein weiteres Beispiel ist das Thema »Doping«, dessen gesundheitliche Nebenwirkungen ja immer nur »die anderen« zu betreffen scheinen. Wenn man sich entschließt, seinen Körper für ein bisschen vergänglichen Ruhm zu ruinieren, denkt man wohl zuletzt an die Leichen im Keller, die dem olympischen Gedanken hohnsprechen und das Motto *citius, altius, fortius* (»schneller, höher, stärker [weiter]«) sozusagen um ein *dopissimus* erweitern.

Würden wir etwas mehr Wert auf das Training des Bauchhirns legen als darauf, die Fingermuskulatur für Spielekonsolen und Smartphones zu stärken, wären wir für derartige Manipulationen von außen nicht so sehr empfänglich. Ein gesundes Bauchhirn würde uns eindringlicher vor unsinnigen Werbeversprechen warnen und damit viel Ärger und unsinnige, teils sogar gesundheitsschädliche Geldausgaben ersparen. Die Übermacht des Belohnungszentrums in unserem Kopfhirn, von dem später noch die Rede sein wird, hätte bald ein Ende.

Denn sobald unser Belohnungszentrum Regie führt, legt es mit der Zeit unser Bauchhirn lahm, indem es immer mehr und Neues fordert. Und während das Belohnungszentrum sich am Platz an der Sonne eins grinst nach dem Motto:»Man gönnt sich ja sonst nichts«, sitzt das Bauchhirn eine Etage tiefer und schmollt, denn ihm ist sehr wohl bewusst: Diese Forderungen nach»immer mehr« führen zu Stress, der im Übermaß und bei zusätzlicher fehlerhafter Lebensweise und -organisation leicht zu dem heutzutage so oft an die Wand projizierten»Burn-out«-Syndrom führen kann.

Der Intuition sei Dank, bombardiert das Bauchhirn das Kopfhirn aber vorher so lange, bis es günstigenfalls zu einem Abbruch der Medikamenteneinnahme kommt, bevor die Nebenwirkungen den Magen-Darm-Trakt vollkommen beherrschen. Das Bauchhirn fordert eine andere Lösung, und letztendlich wird etwas gefunden, was vor allem dem Bauchhirn zugutekommt, als unterstützendes Mittel zum Beispiel Johanniskraut, wenn es um die Stärkung der seelischen Ebene geht. Ob in Tabletten- oder Tropfenform, ob oral oder injiziert, Johanniskraut kann mit entsprechender psychologischer Begleitung aus Sackgassen herausführen, in die Sie von den Psychopharmaka hineingeführt worden sind.

Die Fähigkeit, Gefühle und Einfühlungsvermögen zu entwickeln, ist in fast allen Gesellschaften verstärkt der Frau zugeordnet, in einigen Fällen vielleicht zu Recht, in der Gesamtheit aber sicher nicht. Denn die Voraussetzungen dazu sind bei beiden Geschlechtern absolut gleich. Das Bauchhirn wird später auch genauso fördernd oder hemmend auf unser Leben einwirken, wie es in unser aller Entwicklung gefördert oder gehemmt worden ist.

Auch bei divinatorischen Techniken, die die Kapazitäten unserer bekannten Sinne zu übersteigen scheinen – Wahrsagungen mithilfe von Kartenlegen, Glaskugeln, Kaffeesatz-, Handlesen und was es da noch alles gibt –, ist es die Hauptsache, das Bauchhirn gezielt einzusetzen und zu befragen. Das gelingt mal mit besserem Ergebnis, mal mit schlechterem. Eigentlich aber sind all diese Methoden nur »Krücken«, die man nicht bräuchte, denn das eigene Bauchhirn ist hier immer noch der beste Ratgeber.

Ein spontaner Entschluss kann schon mal falsch sein, weil zum Zeitpunkt der Entscheidung das Kopfhirn von vorangegangenen Einflüssen und Ereignissen durchaus beeinflusst worden sein kann. Daher sollte man bei einer wichtigen Entscheidung auch erst einmal eine Nacht darüber schlafen. In dieser »nächtlichen Entscheidungsphase« läuft das Bauchhirn dann zu seiner Höchstform auf und so werden häufig Fehlentscheidungen verhindert, die das Kopfhirn unter ungünstigen Umständen und Manipulationen von außen fälschlicherweise gefällt hätte, ohne die »SOS-Morsezeichen« des Bauchhirns registriert und einbezogen zu haben.

Wer sicher weiß, dass er schon mal dank eines »bestimmten Gefühls im Bauch« einer Gefahr entronnen ist, dem darf ich gratulieren. Denn wie vielen leichten, mittleren oder schweren Notlagen wir entkommen sind, weil wir auf unseren Schutzengel namens »Bauchhirn« gehört und letztlich das getan oder auch vermieden haben, was er uns geraten hatte, haben wir ja meist nicht bewusst wahrgenommen. Nur in seltenen Fällen erfährt man, was für ein Glück man eigentlich hatte; denn das, was hätte geschehen können, bleibt ja in der Regel unbemerkt. Naturgemäß tun die zum Darmkanal gehörenden (intestinalen) Sinne ihr Werk nämlich »undercover«.

Normalerweise widmet man seine Aufmerksamkeit daher auch eher selten dem Darm, wenn er seine ihm zugedachten Aufgaben anstandslos verrichtet. Erst wenn etwas nicht wie gewohnt funktioniert, rückt er mehr und mehr in den Mittelpunkt des Interesses. Durchfall, Verstopfung, Blähungen, Koliken oder chronische Schmerzen sind die offenkundigsten Signale, mit denen der Darm sich äußert, wenn ihm etwas nicht in den Kram passt. Mit verantwortlich dafür ist aber auch sehr häufig besagtes Belohnungszentrum im Kopfgehirn, das zuweilen nach Kost verlangt, mit der sich unser Darm meist nur schlecht auseinanderzusetzen vermag.

Unser Darm verzeiht uns ja nun wirklich vieles. Aber wenn zur gewohnheitsmäßigen falschen Ernährung noch mehr oder weniger regelmäßig Fress- oder Sauforgien hinzukommen, die unsere Sinne betäuben und unseren Organismus auf verschiedenste andere Arten zusätzlich vergewaltigen, dann mag er irgendwann einfach nicht mehr.

Ja – wenn der Darm einmal krank wird, dann war er vorher das Opfer und nicht der Täter. Denn es gehört schon ziemlich viel dazu, um ein so ausgeklügeltes System wie den Verdauungstrakt und seine Organe wie Magen, Darm, Bauchspeicheldrüse und Leber/Galle so richtig aus der Bahn zu werfen. Und selbst dann wäre da ja noch das Bauchhirn, das die meisten unserer Fehler wieder kompensieren würde, wenn man, ja, wenn man es denn nur ließe. Aber es scheint so, als ob es heute zu einem beliebten Volkssport geworden wäre, die absurdesten Orgien zu veranstalten und sie als besonders »cool« zu bezeichnen, nur weil man meint, dadurch »etwas ganz Besonderes« zu sein, oder angesichts der allgemeinen Reizüberflutung in den Hardcorebereich geht, um überhaupt noch was zu spüren. Solche Leute leben nicht »mit allen Sinnen«, sondern scheinen »von allen Sinnen verlassen« zu sein. Im Extremfall führt dies zu Meisterschaften im Vielessen bis hin zum »Komasaufen« und Rectal Balling, bei dem man hochprozentigen Alkohol in den Anus einflößt, um schneller sturzbetrunken zu werden. Bei den Protagonisten solcher selbstzerstörerischer Akte – von Zwölfjährigen bis hin zu Erwachsenen – sind sicher nicht nur im Belohnungszentrum des Gehirns die Sicherungen durchgeknallt.

Unser Bauchhirn, dessen Macht uns viel zu selten bewusst wird, beeinflusst so ziemlich jeden Augenblick unseres Lebens, aber auch darüber hinaus. Das ist durchaus wörtlich zu verstehen, denn das Bauchhirn lebt sogar noch weiter, wenn wir bereits klinisch tot sind. Gut, es sind zwar nur etwa 24 Stunden, die das Bauchhirn das Kopfhirn überlebt, aber immerhin! In was für einem Daseinszustand mögen wir uns wohl in dieser »Nachtodeszeit« befinden? Nun – während solche Spekulationen eine Sache des Glaubens sind, muss man die weitere Lebens- wie auch Funktionstüchtigkeit des Bauchhirns nach dem eingetretenen klinischen Tod nicht glauben, sie sind durch objektive Messungen nachweisbar. Somit bleibt, wenn auch kurzfristig, definitiv etwas »Übersinnliches«, wenn unsere Sinne ihre Arbeit bereits eingestellt haben.

Das Kopfhirn – entwicklungsgeschichtlicher »Ableger« des Bauchhirns

Bevor wir aber weiter in die Welt des »neben dem Bewussten Befindlichen« eintauchen, lassen Sie uns einen kleinen Exkurs in unser vertrautes, bewusstes Ich und in unser Kopfhirn machen, das ja genau genommen ein »Ableger« unseres Bauchhirns ist (siehe dazu auch Bild 4, Bildteil).

Man kann es als eine Art Vermittler zwischen der Umwelt und dem inneren Körpermilieu, dem Bauchhirn und den dazugehörigen Organen betrachten. Wenn man zum Beispiel hungrig ist, sendet das Bauchhirn über das Nervensystem entsprechende Signale ans Kopfhirn. Dieses wiederum gibt den Muskeln, dem sensorischen und motorischen System sozusagen Bescheid, etwas zum Essen zu besorgen. Für gewöhnlich bestimmt es auch durch den Appetit auf Saures, Salziges, Bitteres, Herbes oder Scharfes gezielt, welche Geschmacksnote und damit welche Wirkstoffe in der Nahrung es zur Unterstützung gerade benötigt. Eine Ausnahme bildet hier allerdings die Geschmacksrichtung »zuckersüß«, die in der Regel unnatürlich ist und mehr von unserem überkonditionierten Belohnungszentrum im Kopfhirn gesteuert wird.

Aber schon wenn man eine ganz alltägliche Handlung ausführt, einem Gedanken nachhängt oder einem Gefühl folgt, befinden sich sowohl das Kopf- als auch das Bauchhirn unter einer Art Dauerbeschuss von Reizimpulsen des Körpers.

Es ist allein schon fürs Kopfhirn eine enorme Informationsverarbeitung vonnöten, um eine so relativ banale Aufgabe zu bewerkstelligen, wie morgens den Tisch zu decken. Man sollte alles sehen können, also müssen die Eindrücke der Sinne richtig weitergeleitet und interpretiert werden. Damit ich die Sachen an den richtigen Platz bringe, alles richtig anordne, muss mein Gleichgewichtssinn stimmig sein, es muss ein Gefühl für Bewegung und Dreidimensionalität vorhanden sein. Die Orientierung von rechts nach links, von oben nach unten, von heiß und kalt muss, ohne großartig Zeit fürs Denken zu verschwenden, vorhanden sein. Jede dieser Handlungen wird blitzschnell im Gehirn geplant. Die Aufgaben werden in Sekundenbruchteilen an die entsprechenden Areale des Gehirns verteilt, sodass die Bewegungen geordnet und gut koordiniert und dabei sehr zielgerichtet ausgeführt werden. Sonst würden wir ständig gegen den Tisch laufen oder uns nicht auf, sondern unter den Stuhl setzen.

Unser Gehirn und unser Nervensystem haben sich im evolutionären Prozess konstant weiterentwickelt, und sie lernen auch weiterhin immer mehr dazu. Man könnte diesen Prozess vereinfacht mit der Entwicklung des Telefonnetzes, des Internets und der Satellitensysteme vergleichen. Schnellere Signale ermöglichten schnellere Reaktionen, sodass der Fortschritt schon fast als exponentiell bezeichnet werden kann.

Nur wurde – im Gegensatz zu den technischen Kommunikationssystemen – Altes deswegen nicht zwangsläufig verworfen und entsorgt. Vielmehr blieb es bestehen und vereinigte sich, so gut es konnte, mit den neuen biologischen Entwicklungen. Alle entwicklungsgeschichtlich uralten Bereiche des Gehirns, Instinkte und Funktionen arbeiten mit den Updates neuer Bereiche und Funktionen nahtlos zusammen.

Da im Gehirn also Altes und Neues gleichzeitig aktiv sind, benehmen wir uns mitunter nicht rational, wenn uralte Instinkte plötzlich die Oberhand gewinnen. Als Beispiel können wir den Überlebensdrang nennen: einen uralten Instinkt, von dem Verhaltensweisen wie zum Beispiel die »Flucht-oder-Kampf«-Reaktionen ausgehen. Auch wenn der Reflex nicht im Kopf-, sondern im Bauchhirn ausgelöst wird, so erhält das Kopfhirn von dort die notwendigen Informationen, um in Sekundenbruchteilen die überlebenswichtigen Maßnahmen durchführen zu können. Wenn zum Beispiel ein Auto auf uns zurast, ermöglichen uns die Fähigkeiten des Bauchhirns im günstigen Fall, rechtzeitig beiseitezuspringen, und sie befähigen uns dabei noch zu einer enormen Kraftentwicklung, die zuweilen alles Vorstellbare übersteigt.

Den Teil des Gehirns, der sich der Signale des Organismus annimmt, nennt man »Hirnstamm«. Er ist für das innere Umfeld verantwortlich und hat sich nicht weiterentwickeln müssen, weil die Grundbedürfnisse von der Urzeit bis in unsere Tage hinein prinzipiell immer noch die gleichen sind: Was heute die Bedrohung durch das Auto, war früher die Gefahr, die vom Säbelzahntiger ausging.

Das sogenannte limbische System sorgt dafür, dass das »alte« System (Hirnstamm) und das »neue« (Großhirn-[rinde]) miteinander kommunizieren können, es dient sozusagen als Verbindungsglied zwischen Vergangenem und Gegenwärtigem. Der Begriff »limbisch« ist vom lateinischen Wort *limbus* für »Rand, Saum« abgeleitet: Das Randgebiet zwischen Großhirn und Gehirnstamm beeinflusst die hormonelle Steuerung sowie das vegetative Nervensystem, von dem jene gefühlsmäßigen Reaktionen auf Reize aus der Umwelt ausgehen.

Neben seiner Funktion als »Verkehrsknotenpunkt« der Sinne werden im Hirnstamm also wichtige Funktionen wie

»primitive« Reflexe und lebenswichtige Funktionen wie Atmen, Stoffwechsel, Blutdruck und Herzschlag automatisch gesteuert. Der Hirnstamm selbst besteht aus unendlich vielen Zellen eines unglaublichen Netzes. Es sind kleine Nervenzellfortsätze (Dendriten), die mit vielen anderen Zellen ununterbrochen in Verbindung stehen. Wäre das nicht so genial konstruiert, wie es ist, dann müsste die Großhirnrinde für all die automatischen Abläufe in unserem Organismus geradestehen. Stellen Sie sich spaßeshalber doch nur einmal vor, wir würden dann das Atmen vergessen oder einfach mal nicht daran denken, den Herzmuskel jede Sekunde anzuspannen und gleich wieder loszulassen, um sofort darauf den gleichen Vorgang wieder durchzuführen. Probieren Sie es ruhig einmal aus, indem Sie das Prozedere an einem willentlich beeinflussbaren Muskel simulieren: Setzen Sie sich bequem hin, spannen Sie den rechten Brust- oder Oberarmmuskel an, lassen Sie ihn gleich darauf wieder locker, anspannen, locker lassen – und so weiter und so fort. Irgendwann wollen oder können Sie nicht mehr, oder es geht Ihnen einfach die Puste aus. Niemand aber wird Monate, Jahre oder gar ein Leben lang dem Brustmuskel Signale der Anspannung und Erschlaffung geben können, so wie es der Hirnstamm bei den lebenswichtigen Organen tut, auch wenn wir schlafen.

Ohne die speziellen Eigenschaften der Hirnrinde auf der anderen Seite wäre der Mensch nicht das, was er ist und was den französischen Philosophen René Descartes (1596–1650) zu dem bekannten Diktum »Cogito, ergo sum« brachte: »Ich denke, also bin ich.« Wir wären überhaupt nicht in der Lage, einfachste Zusammenhänge, geschweige denn komplexe Vorgänge in der Natur halbwegs logisch zu begreifen.

Das limbische System steht auch in Beziehung zu emotionalen Schwingungen äußerer Reize wie Musik sowie positiven und negativen Eigenschaften ganz allgemein. Bereiche, die mit Gefühlen und sozialen Erfahrungen zu tun haben, sind also hier lokalisiert. Die Kreativität, eine Fähigkeit, die es nur beim Menschen und wenigen Tieren gibt, ist auch im limbischen System zu Hause.

Hirnstamm, Hirnrinde und das limbische System sind Teile des Großhirns. Dann haben wir noch das Kleinhirn, das unter anderem darauf achtet, dass zum Beispiel unsere Bewegungen gleichmäßig koordiniert werden, dass wir die Balance halten können und unsere Motorik optimal kooperiert. Das Kleinhirn spielt auch eine sehr wichtige Rolle beim Lernen insgesamt.

Alle Gehirnbereiche arbeiten interaktiv, sobald das Gehirn in irgendeiner Form stimuliert wird. Gemeinsam haben sie einen starken Einfluss auf die sensorischen und motorischen Funktionen des Menschen.

Unsere beiden Gehirnhälften, die man fachsprachlich auch »Hemisphären« nennt, teilen sich verschiedene Aufgaben. Solch eine »Hemisphärenspezialisierung« (Lateralisation des Gehirns) gibt es nur beim Menschen. Vereinfacht ausgedrückt, steht die linke Gehirnhälfte für Spezialisierungen und besondere Fähigkeiten, während die rechte Hälfte derweil mal den Überblick behält.

Die rechte Hemisphäre sorgt für das gesamte Bild, das wir sehen, riechen, hören, schmecken, tasten und wahrnehmen, sie arbeitet sozusagen nach dem Simultanprinzip. Wenn wir einen Elefanten sehen, denken wir nicht: »Da sind vier Beine, ein langer beweglicher Rüssel, ein kurzes Schwänzchen, die Haut ist grau, die Ohren sind groß, zwei Zähne gebogen, rund und lang.« All diese Informationen einzeln zu sammeln würde viel zu lange dauern. Daher kann die rechte Gehirnhälfte Symbole blitzschnell erkennen und dem jeweiligen Gesamtbild zuordnen. Wenn wir den Eiffelturm sehen, verbinden diejenigen, die ihr Leben weitgehend über die linke Gehirnhälfte steuern, den Turm vielleicht mit einem unsinnigen Haufen Eisen, der mit zweieinhalb Millionen Nieten zusammengehalten wird (»Was da für ein Aufwand, und das auch noch so völlig nutzlos, betrieben wurde!«), während diejenigen, die den Turm mit der rechten Gehirnhälfte sehen, ihn mit Paris, Cafés an der Seine, genussvollem Leben, Kunst und gutem Essen assoziieren.

So können wir in der Regel auch sofort jedes x-beliebige andere Motiv zuordnen, das wir erblicken. Ähnlich wie wir aus den grauen Details einen stattlichen Elefanten machen, fällt es uns auch leicht, einen Menschen wiederzuerkennen. Im Nu wissen wir, dass es unsere Nachbarin, die Frau Schmidt, ist und nicht der Herr Müller vom Zeitungsstand, wenn wir auf der Straße von ihnen begrüßt werden. Wir müssen nicht erst alle Details überdenken, sondern erkennen mühelos das gesamte Bild.

Die rechte Gehirnhälfte funktioniert also gedanklich-visuell mit ständig wachsender Speicherkapazität. Räumliche Beziehungen und Körperbewusstsein sind hier ebenso angelegt. Auch die Kreativität und die Verbindung zum Bauchhirn entspringen diesem Teil des Gehirns.

Der Mensch kann mit der rechten Hemisphäre Signale der Freude oder der Traurigkeit vom Bauchhirn aus aufnehmen, er kann sich auch für sie oder gegen sie entscheiden. Die linke

Hemisphäre steuert die rechte Körperseite motorisch, die rechte Hemisphäre steuert die linke Hälfte des Körpers.

In unserer Welt, in der Rationalität und fachliche Spezialisierung eine eminent wichtige Bedeutung gewonnen haben, wird die besondere Förderung der linken Gehirnhälfte oft in den Vordergrund gestellt. Um die Welt allerdings wirklichkeitsgetreu zu erleben, ist es notwendig, dass beide Hirnhälften eng und direkt zusammenarbeiten. Dieser Dualismus funktioniert nicht nur nach »Ja-oder-nein«- und »Entweder-oder«-Entscheidungen, sondern ebenso nach »Sowohl-als-auch«-Erkenntnissen. Beide Systeme bringen ihre Informationen zusammen ans Kopf- und Bauchhirn, und in dieser Kombination erst entsteht die bunte Vielfalt des Erlebens.

Zwischen den beiden Gehirnhälften befindet sich eine Brücke, »Gehirnbalken« oder »Corpus callosum« genannt (vom lateinischen Wort *callus* für »Schwiele«). Diese Brücke sorgt dafür, dass alles, was die eine Gehirnhälfte bearbeitet, automatisch auch die andere »weiß«.

Unsere beiden Gehirnhälften wären mit den einfachen täglichen Aufgaben unseres Lebens überfordert. Allein um schon den Verdauungsapparat steuern zu können, bräuchte jeder aufgrund der zusätzlich notwendigen Nervenverbindungen zum Bauch nach den bekannten Maßstäben einen mehrfach so dicken Halsumfang, um allein einen Datentransfer an Informationen vom Kopf zum Bauch und wieder zurück gewährleisten zu können. Aber dass dem so nicht ist, dafür sorgt das Bauchhirn.

Die Interaktion der Gehirne bei der Reise eines Apfels

Ähnlich in vielem und doch grundverschieden in anderem pflegt das Darmhirn, in den Wänden unseres Verdauungstrakts eingebettet, seine Aufgaben zu erfüllen. Das Bauchhirn tut alles, was von ihm verlangt wird, und noch viel mehr – über lange, lange Zeit, ohne zu murren. Es füllt dort Lücken aus, wo andere sie hinterlassen. An Organisation, Produktion, Selbstbestimmung, Entscheidungsfähigkeit und sogar Selbstverteidigungsbereitschaft stellt es so ziemlich alles in den Schatten, was wir bisher kennen, ja sogar auch unser so hoch geschätztes Schaltkreiszentrum Kopfhirn.

Dieses »zweite Gehirn« ist, wie Neurowissenschaftler in den letzten Jahren herausgefunden haben, quasi ein Abbild des Kopfhirns – auch wenn es so aussieht wie ein Netz, eingewoben in einem dicken Gartenschlauch –: Zelltypen, Wirkstoffe und Rezeptoren sind, wenn man sie einmal gegenüberstellt, exakt gleich (siehe dazu auch Bild 5, Bildteil).

Die logistischen Fähigkeiten eines »Supercomputers« braucht das Verdauungssystem auch, bedenken wir doch nur einmal, dass es im Laufe seines Lebens für die Spedition und Resorption von – statistisch gesehen – etwa 30 000 Kilogramm Nahrungsmitteln und 50 000 Liter Flüssigkeit sorgen muss. So, wie wir die Nahrung zu uns nehmen, ist sie für unseren Körper nicht verwertbar. Sie muss erst vom Verdauungssystem aufbereitet werden, damit wir die enthaltenen Nährstoffe, wie wir im Folgenden am Beispiel eines Apfels sehen werden, verwerten können. Bis kurz vor dem Ausgang des Magens, bis zum Magenpförtner, erteilt das Gehirn hierzu die Befehle, bei Öffnung des Magenschließmuskels übernimmt dann das Bauchhirn die Regie.

Um uns zu verdeutlichen, was zum Beispiel einem Apfel auf seiner Reise durch den Verdauungstrakt so alles widerfährt, zerlegen wir ihn des besseren Verständnisses halber mal in seine wesentlichen Bestandteile, die der Körper jeweils spezifisch verwertet.

100 Gramm Apfel haben folgende Inhaltsstoffe (Quelle: www.was-wir-essen.de/abisz/aepfel_gesunde_ernaehrung_inhaltsstoffe.php):

* Energie: 54 Kilokalorien (226 Kilojoule).
* Kohlenhydrate: 11,4 Gramm.
* Ballaststoffe: 2 Gramm.
* Eiweiß: 0,3 Gramm.
* Fett: 0,6 Gramm.
* Wasser: 85 Gramm.
* Vitamin C: 12 Milligramm.
* Vitamin A: 8 Mikrogramm.
* Kalium: 120 Mikrogramm.
* Kalzium: 6 Milligramm.
* Eisen: 0,25 Milligramm.

Behalten wir bei dieser synthetischen Betrachtungsweise aber im Hinterkopf, dass bei dem Ganzen mehr geschieht, als die Summe der Details vermuten lässt. Optimal ausgewogen und damit auch optimal verwertet, wird dafür gesorgt, dass eine altbekannte englische Volksweisheit immer wieder Bestätigung findet: »An apple a day keeps the doctor away.«

Der regelmäßige Genuss eines Apfels am Tag trägt also wesentlich zur Erhaltung unserer Gesundheit bei.

Die erste Station: Nase/Mund und Speiseröhre

Essen wir einen Apfel, so tritt er eine lange Reise durch unseren Körper an. Seine erste Station ist die Nase, von der ausgehend unser Geruchssinn durch das wunderbar verströmende Aroma bereits die anderen Verdauungsorgane im Vorhinein informiert. Bei einem angenehmen Geruch der Speisen beginnt uns etwa unwillkürlich das Wasser im Mund zusammenzulaufen, es wird also die verdauungsfördernde Speichelproduktion angeregt.

Im Mund wird der Apfel mit den Zähnen unter Zuhilfenahme der Zunge zerkleinert, und dabei wird der Speisebrei über den Speichel mit Enzymen vermengt. Die Menge des produzierten Speichels ist wie angedeutet auch abhängig vom Anblick der Speisen, vom Geruch, vom jeweiligen Hungergefühl und der Anzahl der Kaubewegungen.

Schon im Speichel spalten verschiedene Enzyme bestimmte Kohlenhydrate auf. Die Zähne zerkleinern dabei den Apfel mechanisch und schaffen damit auch mehr Angriffsfläche für die Verdauungsenzyme. So wird er zu einem schluckfähigen Brei vermengt, den wir dann auf die Reise schicken können.

Durch den Geschmack der Speise erkennt das enterische Nervensystem, welche Organe oder Organsysteme stärker aktiviert werden müssen als andere, und es beginnt ein entsprechendes »Verdauungssaftproduktions-Programm« abzulaufen. Wenn man zu schnell isst, wird diese Mechanik unterlaufen. Machen Sie aus Ihrem Essen deshalb lieber eine

Zeremonie, selbst dann, wenn es sich »nur« um einen Apfel handeln sollte. Ihr Bauchhirn wird es Ihnen danken.

Im Falle unseres Apfels werden Enzyme aus der Bauchspeicheldrüse und des Dünndarms zur Aufspaltung für Kohlenhydrate aktiviert. Für den Anteil an Ballaststoffen wird keine chemische Aufbereitung benötigt, sie dienen als Nahrung für die Bakterienflora und fördern zusätzlich durch mechanische Reizung der Darmwand die Passagezeit durch die Darmmuskulatur.

Das im Apfel befindliche Wasser wird erst im Dickdarm dem Körper zugeführt, durch das pflanzliche Fett wird die Galle aktiviert, die es auch erst ermöglicht, dass das Fett von den Lymphbahnen aufgenommen werden kann, um dann erst von den Körperzellen verwertet werden zu können.

Vitamin C und A werden vorab von der Bakterienflora und dem Darmhirn kontrolliert und notfalls je nach Situation umgebaut, bevor sie vom Blutsystem übernommen und weitergeleitet werden können.

Kalium, Kalzium und Eisen müssen erst über Enzyme bis zu ihrem ionisierten Zustand zurückgeführt werden, um sie aufzubereiten, ins Blut aufzunehmen und zu den Stellen zu transportieren, wo sie für Reparatur oder Funktion gebraucht werden. Nicht nur bei den meisten Vitaminen, sondern auch bei den Mineralien spielt die Bakterienflora eine nicht unerhebliche Rolle.

Erleichtert wird das Ganze durch Hinzufügung mehrerer Verdauungssäfte, die von den verschiedensten Drüsen abgesondert werden. Doch die richtigen »Enzymcocktails« gibt es gehäuft erst kurz vor der Aufnahme in die Blut- oder Lymphbahn im Dünndarm.

Aber wir sind ja noch im Mund. Ist der Apfel hier richtig gut zerkleinert worden, schlucken wir ihn hinunter und geben damit sozusagen die Verantwortung in Richtung Bauchhirn weiter. Die Apfelstücke reisen jetzt durch die Speiseröhre zum Magen. Deren Innenwände bestehen aus Muskeln, die sich in wellenförmigen Bewegungen zusammenziehen und die Apfelstücke vorwärts schieben. Diese Kontraktionen sind so stark, dass sie auch gegen die Schwerkraft wirken, wir also auch im Kopfstand schlucken könnten. Im oberen Teil der Speiseröhre befindet sich der Kehlkopfdeckel, eine kleine Klappe, die den Kehlkopf clevererweise während des Schluckaktes verschließt und damit verhindert, dass der Speisebrei irrtümlich in die Atemwege gelangt und dort Probleme bereitet.

Die zweite Station: der Magen

Der Magen ist ein muskuläres Hohlorgan und hat eine Länge von circa 20 Zentimetern, einen Durchmesser von etwa 12 Zentimetern und ein Fassungsvermögen von ungefähr 2 bis 3 Litern, und er hat im Normalfall die Form einer sehr großen, schräg im Oberbauch liegenden Birne.

Es ist ein wahrhaft ungemütlicher Ort, ohne den wir allerdings wohl nicht existieren würden. Seine Salzsäure desinfiziert die Nahrung, tötet Mikroorganismen ab und bereitet Eiweiße für die Verdauung vor, die so richtig bereits im Magen beginnt. Wie lange die Nahrung dort verbleibt, hängt von der Nahrungsbeschaffenheit ab: Kohlenhydrate wandern schneller in den Dünndarm, Eiweiß und Fette verzögern dagegen die Verdauung.

Im Magenende befinden sich viele Rezeptoren, die das Bauchhirn informieren und somit das Transporttempo indirekt regulieren. Je mehr Kalorien eine Nahrung enthält, desto langsamer passiert sie den Darm, damit die Energie so richtig »ausgelutscht« werden kann. Der Pförtnermuskel entlässt durchschnittlich pro Minute Speisebrei mit einem Brennwert von 4 Kalorien (17 Joule) in den Dünndarm. Kalorienfreies wie Wasser passiert dagegen den Magenschließmuskel so gut wie ohne Verzögerung.

Der Muskel an der oberen Öffnung – der Magenmund – verhindert den Rückfluss der Nahrungsmittel in die Speiseröhre (Reflux). Und ein weiterer Muskel an der unteren Öffnung des Magens, der Pförtner, sorgt dafür, dass immer nur kleine Mengen des Nahrungsbreis in den Dünndarm gelangen. Er fungiert als eine Art Schleuse und wird gesteuert über das Bauch- oder Darmhirn.

Der Magenpförtner kann sich unterschiedlich flexibel öffnen und so dafür sorgen, dass nicht zu große Nahrungsstücke in den Dünndarm gelangen. Die Mageninnenwand ist von einer Magenschleimhaut überzogen, die das Organ vor seiner eigenen Säure und damit auch vor Selbstverdauung schützt.

Der Magensaft, von dem etwa 2 bis 3 Liter am Tag produziert werden, besteht aus Schleim, Salzsäure und eiweißspaltenden Enzymen. Die Aufgabe des Magens ist es, die bereits zerkaute und eingespeichelte Nahrung aufzunehmen und sie mit dem abgesonderten Magensaft zu vermischen, dazu Eiweiße in der Nahrung enzymatisch aufzuspalten und den Speisebrei oder Chymus (vom griechischen *chymós* für »Saft«) dann langsam und kontrolliert durch den Pförtner weiter in den Dünndarm zu leiten. Bei Flüssignahrung dauert die Passage nur 20 Minuten, bei schlecht gekautem Fleisch oder Ölsardinen hingegen bis zu fünf Stunden. Während des

Verdauungsvorgangs bewegt der Magen den Speisebrei fast wie eine Waschmaschine hin und her und gibt ihn dann je nach Zustand schubweise an den Dünndarm ab.

DAS BAUCHHIRN, TEIL DES VEGETATIVEN NERVENSYSTEMS

Der menschliche Körper verfügt über zwei Nervensysteme: das somatische und das vegetative Nervensystem. Das somatische kann größtenteils durch den Willen kontrolliert werden. Sein Name ist abgeleitet vom griechischen Wort *sōma*, Genitiv *sómatos* (»Körper«). Damit koordiniert man zum Beispiel seine Bewegungen wie das Heben einer Hand oder die Krümmung eines Fingers. Das vegetative wird auch als »autonomes Nervensystem« bezeichnet, weil es nicht direkt kontrolliert werden kann (vom lateinischen *vegetare* für »beleben, ermuntern, erregen«). Es regelt den inneren Betrieb des Körpers, hält alle lebenswichtigen Organtätigkeiten aufrecht und passt den Körper an sich ändernde Begebenheiten an. Es steuert Kreislauf, Atmung, Stoffwechsel, Verdauung, Temperatur, Drüsentätigkeit, Ausscheidungen, Schlaf, Wachstum und auch die Sexualorgane.

Beide, das vegetative und das somatische Nervensystem, arbeiten jedoch sehr eng zusammen. Außerhalb des Gehirns kann man die Nerven der beiden Systeme ganz klar trennen, im Gehirn hingegen kann man die beiden Nervensysteme nicht mehr so deutlich voneinander abgrenzen.

Das vegetative Nervensystem gliedert sich weiter in drei verschiedene Untersysteme. Man unterscheidet dabei den Sympathikus, den Parasympathikus und unser enterisches Nervensystem, also das Bauch- oder Darmhirn.

Das enterische Nervensystem lernt, den Nahrungsbrei genauestens zu analysieren und die dabei gewonnenen Ergebnisse für zukünftige Ereignisse abzuspeichern. Die Informationen sind anderen Körperbereichen zugänglich. So entwickelt sich mit der Zeit ein ausgefeiltes System, um Fehler bei der Verdauung weitgehend zu vermeiden.

Liegen aber grobe Ernährungsfehler, Informationslücken oder unbekannte Inhaltsstoffe vor, kommt es sicherheitshalber zu Unverträglichkeiten gegen diese Inhaltsstoffe. Die Unverträglichkeit kann sich in Symptomen wie Verstopfung, Durchfall oder Blähungen äußern, und Allergien oder Nahrungsmittelintoleranzen verschiedenster Art sind häufig ebenfalls eine Folge davon.

Bei darmgesunden Menschen gibt es noch ausreichend Ideen und Lösungen, um mit der unüberschaubaren Vielzahl von Inhaltsstoffen und ihren unterschiedlichen Mischungen zurechtzukommen. Bei einer schlechteren Disposition oder Konstitution durch genetische oder erworbene Faktoren allerdings entstehen verschiedene Schwächezustände. Einer der bekanntesten ist der Reizdarm. Hier fehlen dem Bauchhirn Lösungen, um den täglichen Anforderungen des Magen-Darm-Trakts effektiv entgegenzutreten.

Das Bauchhirn steuert eigenständig den Verdauungsvorgang durch den Körper vom Magen- bis zum Darmausgang. Unzählige chemische Substanzen müssen während des Verdauungsvorganges getestet, verglichen, umgebaut, neutralisiert, aufgenommen oder ausgeschieden werden. Dabei müssen die Nährstoffe aus dem Nahrungsbrei herausgefiltert und für die Aufnahme durch Blut- oder Lymphgefäße vorbereitet oder bei Nichtgefallen durch Ausscheidungsmechanismen entsorgt werden. Obwohl der Darm ohne Pause Schwerstarbeit leistet, werden wir nicht müde, ihm mit unserer modernen Lebensweise noch zusätzliche Arbeit aufzubürden.

Während in der Vergangenheit unser Bauchhirn über Generationen hinweg Zeit hatte, sich an Neuerungen anzupassen, fehlt ihm heutzutage diese so notwendige Zeit der Wandlung. Fast täglich sieht es sich mit immer neuen Stoffen konfrontiert, die ihm wie Gifte erscheinen müssen, da die dementsprechenden entwicklungsgeschichtlichen Informationen ja fehlen.

Allergische Reaktionen sind nur die »einfachste« Art, wie das Bauchhirn mit diesen Fremdsubstanzen umgeht, dabei kann es auch passieren, dass bisher ganz gut vertragene, den neuen Allergenen aber ähnliche Substanzen plötzlich als »Feind« eingestuft werden. Das dürfte auch der Grund sein, warum sich Allergien so häufig verändern, so als ob das Bauchhirn aufgrund der ständigen Überlastung schludrig wird und das Wort »Freund« mit dem Wort »Feind« gleichsetzt, weil vier Buchstaben im Ingredienzencode (F, e, n und d) ja immerhin identisch sind.

Schon im Magen hat das Bauchhirn bereits im zum Ausgang hin liegenden Teil Einfluss, aber ab dem Magenpförtner verliert das Kopfhirn endgültig seine Befehlsgewalt, die es erst ganz am Ende des Dickdarms beim After wiedergewinnen soll. Tierversuche haben gezeigt, dass der Darm selbst dann etwa 24 Stunden eigenständig weiterarbeiten kann, wenn er völlig vom Gehirn getrennt ist.

Der vom Magen zu Brei verarbeitete Apfel beginnt jetzt, nachdem er die »Verdauungszollstation« passiert hat, seine Reise durch den Darm.

Die dritte Station: der Dünndarm

Der Dünndarm ist die mit Abstand aktivste Zone des gesamten Verdauungstrakts. An den Magen schließt sich der oberste Teil, der Zwölffingerdarm (Duodenum), an, der in etwa so lang ist wie zwölf aneinandergelegte Männerfinger, also etwa 25 bis 30 Zentimeter. 1 bis 2 Liter bikarbonathaltiges Sekret aus der Bauchspeicheldrüse sorgen hier für ein basisches Milieu. Auch dort haben Bakterien keine Chance. So kann der Körper ungestört die Nährstoffe resorbieren. Enzyme der Bauchspeicheldrüse, Gallensäuren aus der Leber und eine Vielzahl von Verdauungseiweißen auf der Darmoberfläche helfen dabei, langkettige Kohlenhydrate, Eiweiße und Fette in kürzere Stücke zu spalten. Aber es spielt sich innerhalb der Darmschleimhaut noch ein lebensentscheidender weiterer Vorgang ab: Gefährliche Erreger werden durch die effektivste Verteidigungslinie – die Darmschleimhaut – ferngehalten und ausgeschleust: Rund die Hälfte eines durchschnittlichen Kots besteht aus Bakterien, Viren und Pilzen. Eine große Anzahl von Abwehrzellen steht in direkter Verbindung zum Bauchhirn, und sie lernen laufend, zwischen Gut und Böse zu unterscheiden. Diese Information wird in Sekundenbruchteilen wieder zum Bauchhirn zurückgeschickt, und von dort aus wird entschieden, ob es notwendig ist, Alarm zu geben. Wenn ja, dann wird erbrochen, und wenn das nicht möglich ist, werden Krämpfe ausgelöst, die im Bedarfsfall zu explosionsartigen Entleerungen führen.

Unser Apfel wird jetzt schrittweise durch den etwa 6 bis 8 Meter langen Dünndarm geschoben, der sich vom Magenpförtner bis zum Dickdarm erstreckt. Im Laufe seiner Durchwanderung wird der Apfel – oder besser gesagt das, was von ihm übrig ist – seiner für uns nützlichen Inhaltsstoffe gänzlich beraubt. Vieles übernimmt dabei die Bakterienflora, die, eine optimale Zusammensetzung vorausgesetzt, dem enterischen Nervensystem die Arbeit der Verdauung wesentlich erleichtert. Je weiter der Verdauungsbrei des Apfels durch die Dünndarmpassage geschleust wird, umso mehr kommt er mit weiteren Verdauungssäften in Kontakt. Das Bauchspeicheldrüsensekret, das den Nahrungsbrei in seine Bestandteile zerlegt, das basische Dünndarmsekret, das die Magensäure neutralisiert, und die von der Leber erzeugte Gallenflüssigkeit, die die Fette verwertbar macht, sind nur die wichtigsten.

Innen ist der Dünndarm mit einer Schicht mikroskopisch kleiner Ausstülpungen versehen, den sogenannten Mikrovilli (vom lateinischen *villus* für »Zotte«). Jede einzelne dieser Ausstülpungen wird von einem dichten Netz aus kleinsten Blutgefäßen umgeben, die sich wie Bäche zu Flüssen und dann zu einem Strom vereinigen, wo sich die Nährstoffe letztendlich einfinden, um genau dorthin abtransportiert zu werden, wo sie gebraucht werden. Um das alles wie am Schnürchen bewerkstelligen zu können, benötigt unser Darm eine riesige Zahl von Enzymen und Koenzymen: Cocktails, mit denen jedes Großlabor dieser Erde überfordert wäre, spalten mithilfe von unzähligen an der Darmwand befindlichen Bakterien Eiweiße, Fette und Kohlenhydrate in kleinste, für unsere Zellen verwertbare Bausteine weiter auf, damit wir überhaupt so leben können, wie es uns gelingt.

All diese in unserem Inneren sekündlich stattfindenden Millionen von Reaktionen und Abläufen werden durch das

Bauchhirn ermöglicht, und diese Leistung übertrifft die Kapazität jeder Rechenzentrale der heutigen Zeit.

Nachdem nun von unserem Apfel kaum noch Nährstoffe vorhanden sind, gelangt er vom Dünndarm in den Dickdarm. Wo diese beiden Organe ineinander übergehen, befindet sich der Blinddarm mit dem 5 bis 8 Zentimeter langen Wurmfortsatz.

Die vierte Station: der Dickdarm

Mit circa 1,5 Metern ist der Dickdarm vergleichsweise kurz, doch der Speisebrei verbringt hier die meiste Zeit – je nach Art der Nahrung zwischen 5 und 25 Stunden. Die Meinungen sind da unterschiedlich. Dabei passiert der Speisebrei erst den aufsteigenden, dann den quer verlaufenden und zuletzt den absteigenden Teil des Dickdarms.

Auf diesem Weg wird ihm jetzt auch fortlaufend Flüssigkeit entzogen. Gleichzeitig helfen ihm Billionen von Bakterien, die sich im leicht sauren Milieu so richtig heimisch fühlen, die Nahrung zu verarbeiten. Etwa 400 bis 600 (die Meinung differiert auch hier) verschiedene Bakterienstämme leben dort in mehr oder weniger trauter Eintracht. Die Ausbuchtungen des Darms, auch »Haustren« genannt, dienen ihnen als kleine Fäulniskammern (vom lateinischen *haustrum* für »Schöpfrad, -eimer«). Sie verwerten Ballaststoffe und andere Reste, die der Mensch ohne besondere Behandlung gar nicht umsetzen könnte, wie zum Beispiel Zellulose. Dafür bilden die Bakterien Vitamine und andere lebenswichtige Stoffe, die wir über die Darmwände in uns aufnehmen.

Für den Verdauungsvorgang fließt Flüssigkeit durch den Darm, mit der die zur Verdauung notwendigen Drüsensekrete gebildet werden. Der Dickdarm entzieht dem Speisebrei einen Teil der Flüssigkeit und führt sie dem Organismus wieder zu. Außerdem spalten die in der Dickdarmwand angesiedelten Mikroorganismen (Darmbakterien) viele in der Nahrung befindliche Ballaststoffe auf, die von den menschlichen Enzymen nicht abgebaut werden können, und tragen somit zur Gesundheit des Menschen bei. Allerdings produzieren die nützlichen Untermieter beim Umbau der Nahrung auch Gase ähnlich wie bei einer Kompostierung, die der Dickdarm nur zum kleinen Teil wieder resorbiert. Abhängig von der Ernährung entweicht dem Darm daher täglich bis zu ein halber Liter Gas. Das meiste davon ist geruchsloser Wasserstoff. Unangenehm bis stechend dagegen riechen verschwindend geringe Mengen Methan, Schwefelwasserstoff und weitere schwefelhaltige Verbindungen, die beim Eiweißabbau entstehen.

Was jetzt noch vom Apfel im Darm übrig und nicht mehr verwertbar ist, wird schließlich ausgeschieden. Am Schließmuskel des Afters endet die alleinige Macht des Bauchhirns. Das Kopfhirn nimmt den Stuhldrang wahr und entscheidet, wann der Zeitpunkt gekommen ist, den Darm zu entleeren.

Gesunde Menschen nehmen den Drang wahr, zur Toilette zu gehen, können ihn aber in aller Regel eine Zeit lang unterdrücken. Sammelt sich allerdings eine größere Menge Stuhl im Enddarm und wird der Stuhlgang bewusst verzögert, stellt der übrige Darm seine Tätigkeit ein. Auch der Magen passt sich der Situation an und entlässt die Nahrung langsamer. Daraus kann sich bei einer gewissen Regelmäßigkeit allmählich eine chronische Verstopfung entwickeln. Eine zeitnahe Stuhlentleerung ist für eine normale Verdauung langfristig also mit entscheidend.

Durchschnittlich ein bis zwei Tage dauert die gesamte Reise des Apfels durch den menschlichen Körper. Sinn dabei ist es, dass der Verdauungstrakt das Beste aus der ihm zugeführten Nahrung herausholt. Gewonnen wird so die Energie für unser Leben. Übrig bleibt ein gewisser Prozentsatz Abfall, der uns belasten würde und den wir loswerden müssen. Je besser die Qualität der Ernährung ist, umso leichter gestaltet sich die Entsorgung der nicht verwertbaren Stoffe.

Der »Daten-Highway« vom Bauch zum Gehirn

Wenn auch der Informationstransfer vom Gehirn zum Darm und vom Darm zum Gehirn über die sogenannte Bauch-Hirn-Achse konkret nicht so erfolgt, wie er im Anhang dieses Buches in einem fiktiven Gespräch dargestellt wird, sind die wesentlichen dort vermittelten Inhalte einerseits über Neurotransmitter (Hormone) und andererseits über die Nervenbahnen, die man sich stark vereinfacht wie elektrische Leitungen vorstellen kann, identisch. Kopf- und Bauchhirn stehen in ständigem Kontakt, wobei 90 Prozent der Informationen vom Bauch zum Kopf und lediglich 10 Prozent vom Kopf zum Bauch gelangen.

DAS »CHINESISCHE MORSEALPHABET«

Unser Darm kann entweder über sein enterisches Nervensystem oder über das Immunsystem mit unserem Gehirn Kontakt aufnehmen und darüber Emotionen steuern und unser Seelenleben entscheidend mit beeinflussen.

Aber auch Signale von Darmbakterien oder Inhaltsstoffe von Lebensmitteln können an der Kommunikation zwischen Darm und Gehirn beteiligt sein. Alle noch so kleinen Faktoren spielen also perfekt zusammen und ergeben eine ganz eigene gefühlsmäßige und bildhafte Sprache, die wir uns symbolisch vielleicht als Code wie ein »Morsealphabet mit chinesischen Zeichen« vorstellen können.

Die Nervensysteme in Gehirn und Darm besitzen die gleichen Botenstoffe und Rezeptoren. Das zeigt sich unter anderem auch daran, dass diverse Medikamente sowohl das Kopf- als auch das Bauchhirn beeinflussen. Medikamente gegen Depressionen zum Beispiel, die den Serotoninspiegel und damit auch die Stimmung heben, steigern gleichzeitig die Motorik im Darm. So sprechen Patienten mit Magen- und Darmstörungen auch kurzfristig auf Antidepressiva an.

Allerdings sollte man keinesfalls dem weitverbreiteten Irrglauben verfallen, Antidepressiva, wie im Fall von Serotonin geschehen, wären die Lösung aller Probleme und auch die Lösung der Darmträgheit.

Damit kommen wir an einen sehr interessanten Punkt: Denn Serotonin oder anders gesagt Glücksgefühle scheinen demnach eng mit einer optimalen Verdauung zusammenzuhängen.

Serotonin erhöht die Darmbewegung, dadurch wird der Speisebrei schneller durchgeschleust, und es werden weniger Nährstoffe aufgenommen. Nebenbei bemerkt, sicher ein toller Schlankmacher – wären da nicht fatale Nebenwirkungen ... Der Hormonhaushalt ist ein hochkomplexes System, in dem die feinsten Details aufeinander abgestimmt sind. Gerät es durch Zufuhr von Hormonen (Antibabypille, Fleisch von mit Wachstumshormonen gefütterten Tieren und so weiter) aus dem Gleichgewicht, kann es zu einer Vielzahl von unerwünschten Nebenwirkungen kommen, die sowohl unser Verdauungssystem als auch unsere Psyche betreffen, im schlimmsten Fall bei bestimmten Antidepressiva bis zu Suizidgedanken und zum tatsächlichen Freitod führen können. Man muss also eindringlich davor warnen, sich Antidepressiva oder sonstige Stimmungsaufheller verschreiben zu lassen und sie wie Pfefferminzdrops zu konsumieren. Die Probleme bleiben die gleichen, nur münden sie mit Antidepressiva sicher und vor allem schnell in eine Sackgasse, vor allem bei dem für die Pharmaindustrie neu entdeckten Markt – den Kindern ...

Die Zellen des Bauchhirns sprechen also, wenn es um die hormonellen Botenstoffe geht, im Verdauungstrakt original die gleiche Sprache wie ihre »Ableger« im Gehirn. Sie reagieren wie gesagt auf das Hormon Serotonin oder auf den Stressbotenstoff Adrenalin. Darüber hinaus gibt es eine Vielzahl weiterer sogenannter Neurotransmitter, das sind spezielle Signalmoleküle, mit denen sich die Nerven untereinander verständigen. Dazu wird ständig eine rasante Fülle von Daten aus dem gesamten Darm verwertet. Zum Beispiel geben spezielle Sensoren in der Darmwand Auskunft über den

Füllungszustand und die Zusammensetzung des Speise-breis, des Chymus. Das wiederum ermöglicht es dem Bauch-hirn, alle Vorgänge zu koordinieren und zu steuern, wie schnell die Nahrung den Darm durchwandern soll und wie viele Verdauungssäfte Pankreas (Bauchspeicheldrüse) und Galle produzieren müssen.

Da ja ständig eine unvorstellbare Menge an Informationen von unten nach oben gesendet wird, herrscht eine rege Informationsflut aus dem Darmhirn. Experimente deuten darauf hin, dass außer bei bewussten Alarmsignalen – etwa Brechreiz bei Vergiftungen – vor allem unbewusste Botschaften in die Zentrale im Kopf geschickt werden. Je tiefer Prozesse im Verdauungstrakt ablaufen, umso schwächer wird die Herrschaft des Kopfhirns. Mund, Speiseröhre und Magen lassen sich temporär noch »vom Kopf her« beeinflussen. Aber wie wir schon gesagt haben, hat spätestens ab dem Magenausgang das Bauchhirn die alleinige Regentschaft inne. Erst am Ende, am After, übernimmt wieder das Kopfhirn mit bewusster Steuerung das Kommando.

Unser Denkorgan im Bauch arbeitet wie ein vibrierendes, modernes, Daten verarbeitendes und kommunizierendes Zentrum. Vor allem deshalb ist es bis heute nach wie vor ein äußerst schwieriges Unterfangen, Gedärme zu transplantieren. Die enorm große Anzahl von fremden Nerven- und Immunzellen, die mit dem Spenderorgan übertragen würden, ordnen sich dem Empfängerorganismus besonders schwer unter. Aus diesem Grund befürchten manche Mediziner neben den gravierenden Abstoßungsreaktionen auch schwere psychische Irritationen. Denn auch das transplantierte Darmhirn hat ja eine sehr verflochtene Macht.

Es kann nicht nur selbstständig die Daten seiner Sensoren erfassen und verarbeiten, sondern es kontrolliert auch eigenständig ein gewaltiges Arsenal von Reaktionen – ganz besonders auch die aus der Gefühlswelt seines verstorbenen Vorbesitzers. Eine Darmtransplantation könnte für den neuen Träger zu einem lebenslangen Horrorszenario werden, weil ihm ja Tag und Nacht und, was noch schlimmer wäre, bei jedem Verdauungsvorgang mehr oder weniger subtil jemand dazwischenreden würde, der ein völlig anderes Leben geführt hat: das zweite Ich des Spenders.

Dem Darm eine Art menschliche Intelligenz zuzusprechen, wie sie das Gehirn im Kopf repräsentiert, ist trotz alledem natürlich nicht richtig. Man könnte eher sagen, er hat ein urzeitliches, eigenes Gehirn, er denkt aber nicht eigenständig im geläufigen Sinne. Der Darm bedient sich dafür über den Daten-Highway des Gehirns im Kopf und kommuniziert deswegen auch ununterbrochen mit ihm. Dass diese Kommunikation in beiden Richtungen verläuft, ist das ganz besonders Spannende an der Sache. Mittlerweile kristallisiert sich zudem immer mehr heraus, dass nicht nur der Darm an sich, sondern auch und vor allem die Darmbakterien das Darmhirn benutzen, um mit dem Gehirn zu kommunizieren. Somit stehen wir vielleicht am Beginn eines neuen Zeitalters der Medizin und ganz nebenbei auch einer neuen Denkweise in vielen naturwissenschaftlichen Disziplinen.

Das zweite Gehirn ist ein Survivalkünstler. Das symbolisiert schon der bereits beschriebene Umstand, dass es sogar nach unserem Hirn- und Herztod noch nicht aufgibt. Es überlebt uns zwar »nur« noch 24 Stunden, aber vielleicht sind Nahtoderfahrungen auch auf dieses Phänomen zurückzuführen. Die meisten Menschen, die klinisch tot waren und wieder erwacht sind, berichten in der Regel von einem »Tunnel«, den sie passieren mussten. Wer weiß, möglicherweise war ihr »Ich« auf der Suche nach seinem Bewusstsein über den »Highway« im Herrschaftsbereich des Bauchhirns angelangt? Zugegeben eine kühne Hypothese. Was diese Assoziation nahelegt, ist allerdings die Tatsache, dass der Hauptsitz des Bauchhirns der Darm ist – ein langer Schlauch, der das Aussehen eines Tunnels hat und der nach dem Gehirntod dem »Restbewusstsein« als physischer Zufluchtsort dienen könnte.

Aber verlassen wir das Glatteis solcher Spekulationen wieder und kommen wir lieber zurück aus dem Reich der Geister ins Reich der belegbaren Fakten und »gesicherten Annahmen«.

Volkskrankheit Reizdarm und Psychosomatik

Die Volkskrankheit »Reizdarmsyndrom« (Colon irritable) stellt die Mediziner bislang vor ein Rätsel. Die Symptome bei Reizdarm sind starkes Unwohlsein, Unregelmäßigkeiten beim Stuhlgang, Blähungen und Bauchschmerzen. Jeder Fünfte in den westlichen Ländern leidet darunter, weitere 30 Prozent plagen sich mit anderen Funktionsstörungen wie etwa der chronischen Verstopfung oder häufigem Durchfall herum.

Eins ist klar: Das Verdauungssystem dieser Menschen funktioniert nicht richtig, aber kein Arzt weiß bisher, warum. Die Betroffenen fühlen sich »ständig krank« und sind auch viel anfälliger für zusätzliche Infekte und weitere chronische Erkrankungen. Eine Folge davon – natürlich außer dem täglichen Leid der Betroffenen –: Sie verursachen im Gesundheitswesen Kosten in Milliardenhöhe. Das Verdauungssystem funktioniert nicht richtig, aber es sind trotzdem keine diagnostisch heilsamen »positiven« Befunde feststellbar. Deshalb werden vom Reizdarm Betroffene leider immer noch viel zu oft als eingebildete Kranke abgetan. Dabei beruhen solche Erkrankungen auf Fehlfunktionen, falscher Ernährungsweise, nicht gerade hilfreichen mentalen Einflüssen und so weiter und so fort, und wir können bisher noch nicht einmal vage abschätzen, wie viele Folge- beziehungsweise Zusatzerkrankungen damit in Verbindung gebracht werden können oder müssen.

Dass besonders auch die mentalen Einflüsse eine Rolle spielen, wird nach der Beschreibung des »Daten-Highways« vom Bauch zum Gehirn und wieder zurück plausibel. Denn auch über Imaginationen (wenn man sich etwas sehr intensiv vorstellt), Visualisierungen (wenn man einen Wunsch in Gedanken bildhaft entstehen lässt), Entspannung und Meditation lassen sich Sinneseindrücke, Emotionen und Gefühle nachweisbar in bestimmten körperlichen Reaktionen wie zum Beispiel der Beeinflussung des Blutdruckes messbar ausdrücken.

Wenn wir bedenken, wie viele Krankheiten und gesundheitliche Störungen negativen Gefühlslagen folgen, bringt es einen schon zum Nachdenken ... aber auch das absolute Gegenteil wie unerwartete oder sogar spontane Heilungen kann bei entsprechender positiver Gedankenlage bewirkt werden. Diese Vorgänge werden dann unter dem Begriff »Psychosomatik« zusammengefasst.

Wenn die Zentrale im Kopf bewusst oder unbewusst die Last von Anspannung und Furcht wahrnimmt, dann informiert sie vor allem auch die besonders spezialisierten Immunzellen im Darm. Diese schütten Entzündungsstoffe wie Histamin aus, welche die Nervenzellen im Verdauungstrakt sensibilisieren und aktivieren; die Folge davon können unkontrollierte und harte Muskelkontraktionen sein, welche Krämpfe, vermehrte Blähungen und/oder Durchfall hervorrufen. Dieser Kreislauf führt dann seine ganz spezielle Eigendynamik.

Versuche an Ratten zum Beispiel belegen, dass Stresssituationen während oder nach der Geburt eine Überempfindlichkeit der Tiere erzeugen, welche sich in Symptomen ähnlich dem Reizdarmsyndrom zeigen. Und das stärkste Indiz für die verhängnisvolle Reaktionskette zwischen Darm und Psyche: 40 Prozent der Patienten mit Colon irritable leiden gleichzeitig auch an Angsterkrankungen und Depressionen. Hierbei handelt es sich also um eine Wechselwirkung. Alle Erkenntnisse lassen darauf schließen, dass umgekehrt im Darmhirn die Ursache der meisten »psychischen Probleme« verborgen liegt, da gerade unsere Gefühlsstimmungen zuallererst im Bauch entstehen.

Das ist auch der Hauptgrund, warum bei einer guten Darmsanierung über die Colon-Hydro-Therapie mit sensiblen und tief gehenden Bauchmassagen, individuellen Ernährungsumstellungen und einer den Bedürfnissen angepassten, ausgeklügelten Symbioselenkung die Stimmung bei jedem Patienten von Tag zu Tag wächst und sich psychische oder durch die Psyche begründete Probleme größtenteils auflösen. (Diese Methode wird später noch beschrieben.)

Verantwortungsbewusst arbeitende Ärzte und Therapeuten, die um solche psychosomatische Wechselwirkungen wissen, werden ihren Patienten zusätzlich zur Therapie gegebenenfalls eine entsprechende Veränderung der Lebensführung empfehlen. Dadurch, dass unser kassenärztliches Abrechnungssystem oft falsche Anreize schafft und langfristig gesundheitsförderliche Maßnahmen eher verhindert, wird den Ärzten eine ganzheitliche, also zeitaufwendige Therapie allerdings nicht gerade erleichtert.

Ganzheitliches Heilen oder Behandeln heißt, zu akzeptieren, dass der Mensch nur als Einheit von Körper, Geist und Seele zu sehen und eben auch nur so zu therapieren ist. Das betrifft in besonderem Maße chronische oder zivilisationsbedingte Erkrankungen. Dazu bieten nun die Fähigkeiten des Bauchhirns mehr als genügend Ansatzpunkte, so man denn bereit ist, sie zu akzeptieren.

Doch leider steht in der Regel im Mittelpunkt der heutigen modernen Medizin die zigfache, immer wiederholbare und gleich verlaufende Beweisführung und nicht der Mensch mit seinen vielfältigen individuell unterschiedlichen Problemen oder Beschwerden. Diese nachweisorientierte Medizin *(evidence-based medicine)* fordert, dass bei jeder medizinischen Behandlung patientenorientierte Entscheidungen ausdrücklich auf der Grundlage von »Nachvollziehbarkeit« getroffen werden, übersieht aber dabei völlig, dass sich der Mensch als Ganzes nun mal nicht kurz und knapp in mathematisch-wissenschaftliche Formeln pressen lässt.

Als Gegenpol wurde in den letzten Jahren von einer stetig wachsenden Zahl alternativer Ärzte und Ärztinnen das biopsychosoziale Modell entwickelt. Diese *human-based medicine* orientiert sich am Menschen als Individuum, an der nicht trennbaren Einheit von Körper, Geist und Seele. In der Naturheilkunde wird dieser Gedanke schon seit vielen Jahrzehnten durchgeführt und auch immer wieder gefordert, jetzt scheint das Ganze nicht mehr nur auf taube Ohren zu stoßen.

Wenn die Kloschüssel den Tagesrhythmus bestimmt

Die psychosomatische Wechselwirkung von Bauchhirn, Kopfhirn und Organismus zeigt sich auch im Falle der Diarrhö, also wenn man Durchfall hat. Jeder weiß: Sobald der Tagesrhythmus von der Kloschüssel diktiert wird, ist das Leben fremdbestimmt, na ja, genau genommen »darmhirnfehlgesteuert«. Und das gefällt wirklich niemandem, und am wenigsten dem, der am meisten darunter leidet: dem Darm.

Es empfiehlt sich, lieber gleich auf die Warnsignale zu hören, die man erhält, damit Schlimmeres von vornherein verhindert wird. Sie meinen, der Durchfall wäre von einem Tag auf den anderen gekommen? Das mag im einen oder im anderen Fall vielleicht zutreffen. Die Regel ist es aber nicht. Besser ist es, wenn Sie es sich zur Gewohnheit machen, auf Ihren Bauch und seine Zeichen zu hören. Es lohnt sich wirklich.

DURCHFALL UND ELEKTROLYTE

Durchfall kann verschiedenste Gründe haben. Wenn er ein, zwei Tage anhält und die normalen Mittelchen wie verstärkt Heilerde (Luvos) oder drei Tage lang nur mindestens 1 Kilo geriebener Apfel pro Tag nicht ausreichen, um den Darm wieder zu stabilisieren, sollten Sie allerdings einen Arzt oder Heilpraktiker aufsuchen.

Medikamente, die den Durchfall stoppen, sind nur sinnvoll, um einen erhöhten Wasserverlust zu vermeiden. Ansonsten sollte der Durchfall nicht mit Medikamenten unterbunden werden (außer auf Anweisung des Arztes). Denn in der Regel handelt es sich dabei um eine natürliche Reaktion des Körpers. Der Durchfall ist eine Art Reinigungsmechanismus, der den Körper möglichst schnell von Krankheitserregern oder schädlichen Substanzen befreien soll. Wird der Durchfall unterbunden, verbleiben die schädlichen Keime im Magen-Darm-Trakt.

Bei Durchfall sollten Sie sehr viel Wasser oder Kräutertee trinken, um den Flüssigkeitsverlust auszugleichen. Den Kräutertee können Sie auch mit etwas schwarzem Tee mit Salz mischen.

Wer möchte, kann sich außer der im Kapitel »A. Bauchhirn-Entlastungstag« beschriebenen Karottensuppe nach Moro bei Durchfall auch eine sehr hilfreiche Elektrolytlösung selbst zubereiten.

Diese ist sehr einfach und schnell herzustellen: Es braucht dazu 1 Liter abgekochtes Wasser oder stilles Mineralwasser, darin wird ein Teelöffel Kochsalz aufgelöst sowie eine Messerspitze Backpulver hinzugefügt (Letzteres ist optional). Dazu gibt man 2 EL Zucker oder 1 EL natürlichen Blütenhonig und 1/2 Tasse Ingwertee. Essen Sie dazu 1 bis 2 Bananen.

Das Ganze gilt als eine vollständige Mahlzeit. Am besten nimmt man sie morgens zu sich, um in einen guten Tagesrhythmus zu kommen, oder nachmittags, um sich auf einen anspruchsvollen Abend vorzubereiten. Auf jeden Fall ist das eine hervorragende Unterstützung für das Bauchhirn und den gesamten Organismus, und das nicht nur bei Durchfall, Extremsport oder Schwerstarbeit, sondern auch, wenn man sich mal müde, schlapp oder ausgebrannt fühlt und ein bisschen mehr Energie als gewohnt benötigt. Zum Beispiel auch bei jeder Krankheit.

Jeder weiß zum Beispiel mit Sicherheit schon aus eigener Erfahrung, dass es einen Zusammenhang zwischen Ernährung, Darm und Emotionen gibt. Denken Sie doch nur einmal daran, wie elend man sich nach einer Völlerei fühlt. Unser Kopfhirn ist eben manchmal der Meinung, Grenzen wären dafür da, um überschritten zu werden. Unser Bauchhirn zeigt uns dann auf sehr drastische Art, wohin in solchen Fällen die Reise geht.

Der Bauch denkt aber auch schon vorher auf seine Weise mit. Wann immer sich dieses »Bauchgefühl« bemerkbar macht, haben wir das Empfinden, etwas Bestimmtes tun oder etwas unterlassen zu müssen. Manchmal meldet sich unser Bauchgefühl auch ohne vorherige Völlerei mit jenen durchschlagenden Argumenten, und zwar meistens dann, wenn es uns gerade am allerwenigsten passt. Der Durchfall vor einem wichtigen Termin oder die Bauchschmerzen beim Gedanken an etwas sehr Unangenehmes scheinen für uns in dem Moment nicht gerade hilfreich zu sein.

Aber ausgerechnet dann erzwingt unser Darm geradezu unsere Aufmerksamkeit, indem er nicht so funktioniert, wie wir es uns wünschen würden: Er hat immer zu funktionieren: stumm und möglichst unspürbar. Dabei übersehen wir jedoch, dass unser Darm keinen Terminkalender kennt und schon gar nicht den passenden Ort oder Moment für eine Stuhlentleerung. Seine Äußerungen sind ehrlich und direkt, und manchmal kann auch der willentlich beeinflussbare Schließmuskel das Unvermeidliche nicht verhindern, wenn der Innendruck zu groß ist.

Der Darm ist ein echter »Workaholic«, da er wie gesagt Aufgaben erledigt, für die man die Belegschaften mehrerer chemischer Großkonzerne benötigen würde, um Vergleichbares in der Arbeitswelt zu erreichen. Er ist absolut wahrheitsliebend, nimmt feinste Nuancen, Stimmungen und Schwingungen seiner Umwelt und seiner Mitmenschen wahr, ist sein eigener Chef, und er ist auch dem Kopfhirn keinerlei Rechenschaft schuldig. Selbst wenn der Kopf etwas verdrängen oder gar leugnen will, das Bauchhirn weiß es besser und mahnt uns immer wieder mit dem ständigen Gefühl des Unwohlseins. Zur Not eben auch mit der Wucht eines Vorschlaghammers.

Da der Darm einen so großen Einfluss auf unser Wohlbefinden und unsere Gesundheit hat, sollten wir ihm also im eigenen Interesse lieber zuhören, wenn er sich mal äußert – je früher und einfühlender, desto besser und vor allem gesünder für uns.

Das Belohnungszentrum – Psychomotor unserer Wirtschaft?

Das enterische Nervensystem, das für das oft zitierte Bauchgefühl verantwortlich ist, hat also eine gewisse Autarkie, da es nicht dem bewussten Willen und damit schon gar nicht gesellschaftlichen oder anderen Zwängen untergeordnet ist, es genießt diesbezüglich *fast* absolute Freiheit. Denn genau genommen ist es ja ein Sklave seiner Arbeit. Es ist absolut unbestechlich, nimmt seine Aufgaben sehr ernst und geht in ihnen auch völlig auf, sofern das Kopfhirn nicht auf den unsinnigen Gedanken kommt, sich nur noch seinem Belohnungszentrum zu widmen und den Job des Bauchhirns zu sabotieren (siehe hierzu auch im Anhang dieses Buches: Bauch- und Kopfhirn im Dialog – ein fiktives Gespräch).

Der Nucleus accumbens im Zentrum unseres Gehirns, ja – das ist schon ein ganz besonderer Fall (das lateinische Wort *nucleus* heißt »Kern«, *accumbere* bedeutet »sich hinlegen, Platz nehmen«). Dieses sogenannte Belohnungszentrum existiert schon einige Millionen von Jahren.

Als Teil des limbischen Systems ist es sehr stark in emotionale Lernprozesse involviert. Durch die Stimulierung seiner Dopaminrezeptoren werden Glücksgefühle erwartet. Dopamin ist das Hormon, das Glück verspricht, unsere Vorfreude erweckt und Lösungsmöglichkeiten ausprobieren lässt, die mit Anstrengungen verbunden sind. Der Nucleus accumbens spielt auch eine wesentliche Rolle bei der Entstehung und Manifestation von Sucht.

Während das Bauchhirn existenzabsichernd wirkt und aus dem Minimum das Optimum zu machen bestrebt ist, findet unser Belohnungszentrum seine Erfüllung heutzutage vielfach im Lustprinzip einer alles in sich hineinstopfenden Spaßgesellschaft.

Eine Dopaminausschüttung allein würde zur Befriedigung der meisten Bedürfnisse schon ausreichen, aber wir sind ja in der Regel mit den Wörtern »ein bisschen« längst nicht zufrieden. Es muss da schon »ein bisschen *mehr*« sein.

So erfinden wir in unserer Gier nach »mehr« diverse Möglichkeiten, die unsere Glücksgefühle phasenweise auf das Vielfache steigern können.

Bestimmten Kombinationen von Rauschgift, gepaart mit Alkohol, gelingt eine Dopaminausschüttung mal locker um das Zwanzigfache, natürlich inklusive sämtlicher Nebenwirkungen, die dann auch die zigfache Stärke haben können.

Nebenwirkungen? Je nach Höhe und Dauer des Konsums gibt es verschiedenste schwerste Störungen, und es kann selbst nach Absetzen dieser mehr oder weniger regelmäßig verabreichten teuflischen Kombinationen Jahre dauern, bis sich der Körper und auch die Seele wieder einigermaßen regeneriert haben. Die Leber zumindest kann sich bis zu einem gewissen Stadium ihrer Schädigung, wenn man ihr eine reelle Chance gibt und sie zusätzlich unterstützt, wieder erholen – vorausgesetzt ist ein gesundes Restzellpotenzial von etwa 10 Prozent. Aber bei den übrigen Organen sieht das schon etwas anders aus.

Doch auch jenseits von Alkohol und Betäubungsmitteln greift das Suchtprinzip, vor allem dann, wenn man, um den entsprechenden »Kick« zu erhalten, die Wirkung weiter und weiter erhöht. Zum Beispiel, indem man Nahrungsmitteln und insbesondere Erfrischungsgetränken den Wirkstoff Taurin beifügt, der sozusagen als »Brandbeschleuniger« sämtlichen sinnigen und unsinnigen Inhaltsstoffen Tür und Tor öffnet.

Etwas im Prinzip Ähnliches wird durch den Stoff Glutamat oder auch Hefeextrakt (Geschmacksverstärker) erzeugt, indem er vor allem bei Fleisch- und Wurst(fertig)waren sowie bei Knabbergebäck, Tütensuppen und fertige Suppenbrühe eingesetzt wird, die generell aus qualitativ und geschmacklich minderwertiger Ware bestehen, nur um hochwertige Kost vorzugaukeln. Irgendwann einmal allerdings würde bei übermäßigem Genuss dieser »Turbostoffe« ein fortdauerndes Feuerwerk in unserem Gehirn zur Überlastung und zum Durchbrennen sämtlicher »Sicherungen« führen.

Und der Darm erschafft durch jahrelange mangelnde echte Nährstoffversorgung eigenständig unser desolates oder gestörtes »emotionales Profil«. Denn jede Minute des Lebens wird im Darmhirn ein »Gefühlsbett« vorbereitet – selbstverständlich auch in der Nacht, in der sich das ständige Botenstoff-Bombardement durch unsere Träume entlädt: Erzeugt das Darmhirn während der Tiefschlafphasen eher sanfte rhythmische Wellenbewegungen, beginnen die Innereien während der traumreichen REM-Phasen des Schlafes aufgeregt zu zucken (REM steht für *rapid eye movements*, die »schnellen Augapfelbewegungen«, während dieser Phase). Die intensive Stimulierung der Eingeweide und ihrer Serotoninausschüttung erfolgt parallel zu den nächtlichen Bildern im Kopf. Träumt da etwa der Darm lebhaft mit? Oder hat er sogar Funktionen eines uns unbewussten Ichs, wobei es noch nicht ganz klar erscheint, ob es jetzt das Unterbewusstsein überhaupt oder nur sein Körper gewordener Stellvertreter ist.

So können neuartige Substanzen physische und psychische Abwehrreaktionen auslösen, wenn das Bauchhirn sozusagen »ins eiskalte Wasser« geworfen wird, weil es keine Zeit hatte, den neuen Stoff in Ruhe zu analysieren. Bei vielen der Inhaltsstoffe, die die Nahrungsmittelindustrie zur Stimulierung unseres Belohnungszentrums einsetzt, handelt es sich nämlich um solche, an die sich unser Darmhirn so oder in dieser Menge beziehungsweise Konstellation mit anderen Substanzen entwicklungsgeschichtlich noch nicht gewöhnen konnte. Das Darmhirn wird mit Informationen überflutet mit der Folge, dass es irgendwann einmal zu den bekannten Abwehrreaktionen und Symptomen kommt.

Der Verdauungstrakt stellt, sofern er noch nicht zu sehr geschädigt ist, eine Vielzahl von Hormonen und Botenstoffen her, die in ausgewogener Zusammenstellung das Leben überhaupt erst ermöglichen und uns dabei auch gesund, zufrieden, ausgeglichen, fröhlich, ja glücklich sein lassen, das Leben also erst so richtig lebenswert machen. Dazu ist es nötig, dass er auch mit einer Nahrung versorgt wird, die alle Bedürfnisse des Körpers und der Seele hinreichend befriedigt, ohne das eine oder andere über Gebühr zu bevorzugen. Dies wird in der Regel durch natürliche, möglichst unverarbeitete frische Lebensmittel ohne künstliche Zusatzstoffe gewährleistet, die abwechslungsreich je nach Saison und Region in angemessener Menge zubereitet werden.

Die SYMBIOSE UND DEREN SYMBIONTEN

Erfolgsmodell Mensch dank Bauchhirn und Bakterienflora mit Schwarmintelligenz

Angenommen wir würden wir uns auf die Größe eines tausendstel Millimeters verkleinern lassen können und verschluckt in einer Kapsel die Magensäure überstehen, und dann ab dem Duodenum durch den Darm wandern, so würden wir auf unserer Reise eine vollkommen fremdartige Welt betreten, in der wir vom Mund bis zum After tausendmal mehr Bakterien begegnen, als es zurzeit Menschen auf unserem Planeten Erde gibt.

Vor ihrer Entdeckung vor über hundert Jahren befand sich die damalige Zellularpathologie, aus der später die heutige »moderne« Medizin erwachsen sollte, noch auf einem ganz anderen »Dampfer«. Denn man vertrat damals die Meinung, dass bei vielen Erkrankungen Bakterien, wenn sie schon nicht immer in erster Reihe standen, zumindest in der zweiten Linie der Krankheitsauslöser zu suchen waren. Somit meinte man auch endlich den Hauptfeind aller Erkrankungen erkannt zu haben – die Bakterien.

Wie groß muss wohl die Ernüchterung gewesen sein, als Japaner in den Fünfzigerjahren des letzten Jahrhunderts zu der Erkenntnis gelangten, dass eine unübersehbar große Anzahl ebendieser Bakterien in unserem Darm keine für den Menschen krankmachenden Eigenschaften haben, sondern hauptsächlich für unsere Gesundheit mit verantwortlich sind?

Ja, sie kämpfen sogar gegen Vertreter ihrer eigenen Spezies, wenn diese auf der »bösen« Seite stehen (das heißt etwa, wenn körperfremde Bakterien in einem Milieu die Oberhand zu gewinnen drohen), und sie haben einen enorm großen Anteil daran, wenn »wir« mal wieder den Sieg über eine Erkrankung davongetragen haben. Die weitreichende Bedeutung des »Zusammenlebens« mit diesen Bakterien in einer harmonischen und symbiontischen Beziehung mit dem Bauchhirn erkannte man allerdings erst in jüngster Zeit, und man darf gespannt darauf sein, was sie in Zukunft noch für uns bereithalten werden (die Begriffe »Symbiose« und »symbiontisch« stammen von den griechischen Wörtern *sýn* für »gemeinsam, zusammen« und *bíos* für »Leben«).

Betrachtet man das Bauchhirn und seine Billionen Helferlein in Form von Bakterien als einen Superorganismus, bietet es sich an, einen Vergleich mit dem Internet zu wagen. Dazu ist es sinnvoll, wenn wir einmal der Auffassung des Kybernetikers Francis Heylighen von der Vrije-Universität in Brüssel folgen, der das Internet und seine Nutzer als einen Superorganismus ansieht.

Vereinfacht ausgedrückt, verbindet das Internet dezentral verstreutes Wissen der Menschheit und ermöglicht es dadurch wie nie zuvor, kollektive Intelligenz auszuwerten und zu nutzen. Wenn man so will, ist dies auch eine der Hauptaufgaben des Bauchhirns: Dezentral verstreutes Wissen wird gespeichert und koordiniert, um es im Bedarfsfall schnellstens zur Verfügung stellen zu können.

Ein klassisches Beispiel liefert auch der Ameisenstaat. Eine einzelne Ameise hat ein sehr begrenztes, aber dennoch sehr funktionelles Verhaltens- und Reaktionsrepertoire. Im selbstorganisierenden Zusammenspiel ergeben sich jedoch Verhaltens- und Reaktionsmuster mit Ergebnissen, die aus unserer Sicht als durchaus »intelligent« bezeichnet werden können.

Bestimmte Aspekte dieser »Intelligenz« bei einer Ameisenkolonie – zum Beispiel diverse Abläufe während der Nahrungssuche – können in mathematische Formeln gefasst und somit auch über Computerprogramme nachempfunden werden.

Die einzelnen Mitglieder Staaten bildender Insekten agieren mit stark eingeschränkter Autonomie wie unsere Darmbakterien auch, wobei alles in der Erfüllung der Aufgaben jedoch ausgesprochen zielgerichtet ist. Die Gesamtheit solcher Gesellschaften, wie bei Bienen, Ameisen oder Termiten, ist überaus leistungsfähig, was auf eine besonders hochgradig entwickelte Form der Selbstorganisation schließen lässt. Zur Kommunikation untereinander nutzen Ameisen beispielsweise Hormone wie Pheromone; das Bauchhirn wiederum benutzt dazu Neurotransmitter wie das Serotonin. Dass beispielsweise ein Bienenvolk in seiner Gesamtheit als *ein* Organismus aufgefasst wird, spiegelt sich unter anderem in der Bezeichnung »der Bien« wider, die in der Fachsprache synonym für den Superorganismus verwendet wird.

Festzustellen ist damit wieder einmal, dass das Ganze oft mehr als die Summe seiner Teile darstellt.

Das Bauchhirn und seine unzähligen Helferlein, die »Bakterienflora«, bilden ein bis ins Kleinste ausgeklügeltes System interner Art, während das Internet als Superorganismus externer Art verstanden werden kann. Da der Vergleich in gewisser Hinsicht auch mit einem Ameisenstaat oder Bienenvolk funktioniert, könnte man also etwas kühn schlussfolgern, dass die Natur im Laufe der Evolution bei der Entwicklung des Ameisenstaats oder ähnlicher »Modelle« erfolgreich einen Testlauf gestartet hat, den sie dann in Form des Bauchhirns mit seiner Bakterienflora in ihrer Erfolgsklasse »Säugetier« weiter ausprobiert und schließlich dem noch in Arbeit befindlichen Modell »Mensch« serienmäßig eingebaut hat.

Genau genommen, baut der menschliche Superorganismus auf kleinste Individuen von Fremdkeimen mit »Migrationshintergrund« auf, denen es über viele Generationen hinweg gelungen ist, eng mit dem Bauchhirn zu kooperieren. So wird eine symbiontische Einheit gebildet: ein Zusammenleben zu beiderseitigem Nutzen.

Das Netzwerk der Kommunikationskanäle, das diese Individuen miteinander verbindet, stellt in unserem Falle das Nervengeflecht des Bauchhirns dar. Der Schwarm (damit sind die Bakterien gemeint) ersetzt das Netzwerk (Bauchhirn) dabei also nicht, sondern bildet nur »das Volk im Staat«. Übertragen auf das Internet, könnte man also die Bakterien als »User« und das Bauchhirn selbst als die »Informationsinfrastruktur« bezeichnen.

Daher dürften sie einen weit größeren Einfluss auf unser Leben haben als bisher angenommen – auch wenn es ursprünglich fremde Zellen sind, die im Laufe der Evolution zu unserem Wohl durch die Natur in den Verdauungstrakt »eingeschleust« wurden. Diese »Fremdzellen« ermöglichen erst die verschiedensten Stoffwechselvorgänge, ohne die wir in unserer heutigen Form überhaupt nicht existieren würden.

Um unsere Lebensfähigkeit, wie wir sie kennen und lieben, in voller Gesundheit aufrechterhalten zu können, müssen die ältesten Lebewesen dieser Erde, die Milliarden von Jahren alten Bakterien, mit dem jüngsten Lebewesen, dem in dieser Form gerade mal seit rund 100 000 Jahren existierenden Menschen, optimal zusammenarbeiten.

Ohne jede Form einer zentralisierten Oberaufsicht ist das Bauchhirn also ein eigenständiger Superorganismus mit Abermillionen kleinen Helferlein, die jedes für sich allein genaugenommen als null intelligent zu bezeichnen wären. Das einzelne Bakterium ist als Einzellebewesen und als Teil eines größeren Ganzen mit niedriger Reizschwelle zu bezeichnen, das allerdings in der Gesamtheit als Schwarm auftretend zu einer perfekt funktionierenden Superintelligenz wird. Die Quantität entspricht in diesem Fall also gleichzeitig auch der Qualität.

Viel größere Aufgaben können so schnell bewältigt, viel stärkere Feinde besiegt werden. Das kann uns in der symbiotischen Beziehung mit unseren Darmbakterien sehr zum Vorteil gereichen, etwa wenn wir durch Fremdattacken von Giften, Bakterien oder Viren schnellstens Hilfe benötigen. Die Fähigkeit von Bakterien, sich weitgehend auf neue Situationen einstellen zu können, hat aber leider auch gravierende Nachteile für uns. Das kann man an der wachsenden Resistenzfähigkeit von Eindringlingen erkennen, die ehemals hilfreiche Medikamente in ihrer Wirkung zunehmend gerade mal zu Milchzucker degradieren. Wie man am Beispiel Antibiotika sehen kann, werden körperfremde Bakterien durch selbstständig erlernte Gegenmaßnahmen und sogar Kooperationen mit Viren immer überlebensfähiger und dadurch für uns dauerhaft auch zur sehr großen Gefahr. Je mehr wir die bösartigen Bakterien vernichten wollen, umso mehr trainieren wir sie zu wahrhaften Überlebenskünstlern heran. Und dieser Vorgang wird zu unseren Ungunsten auch noch forciert, wenn wir bei jedem kleinen Wehwehchen gleich zu Antibiotika greifen, also mit Kanonen auf Spatzen schießen. Immer weniger dieser Medikamente für schwerere Krankheiten greifen noch dort an, wofür sie gedacht sind. Meistens vernichten sie sogar mehr eigene Hilfskräfte als feindliche – *friendly fire* (etwa »freundlicher Beschuss«) wird so etwas zynisch im Militärjargon genannt.

Eine australische Studie konnte unlängst nachweisen, dass die Zahl der Milchsäurebakterien in der Darmflora bei erhöhtem Stress stark zurückgeht. Dadurch, so die Studienautoren, kommt es zu einer Schädigung der Darmflora, die dem Bild einer häufigen Antibiotikaeinnahme gleicht. Das wiederum beeinflusst auch entscheidend die körpereigene Abwehr. Hier ist ebenso der Kausalzusammenhang von Stress und Krankheit zu erkennen, über den sich schon längst alle klar waren, bei dem aber niemand so recht wusste, warum er bestand. Immerhin sind ja drei Viertel aller Abwehrzellen im Darm lokalisiert und produzieren dort auch rund 80 bis 85 Prozent der Antikörper. Eine Stärkung der Abwehr respektive der Darmflora bedeutet also gleichsam eine aktive Stressbekämpfung. Dieser enge Zusammenhang von Stress und Immunerkrankungen ist inzwischen durch zahlreiche klinische Studien nachgewiesen worden.

Neuesten Untersuchungen zufolge beeinflussen das Bauchhirn und die Darmbakterien aber auch die Steuerung von Hunger und Sättigung und können damit sogar die Tendenz zur Fettleibigkeit mit verhindern oder auch auslösen. Man lasse sich dadurch aber nicht zu dem Trugschluss verleiten, man könnte eh nichts gegen seine Fettleibigkeit tun. Die bösen Darmbakterien trügen allein die Schuld daran. Früher gab es ja noch ein paar andere Schuldige, die bösen Hormone und Drüsen oder auch die schweren Knochen zum Beispiel, die immer dann als Ausrede herhalten mussten, wenn jemand seine Kleidung wieder mal eine Nummer größer kaufen musste.

Die ernüchternde Nachricht: Es waren, wenn's hochkommt, nur etwa 1 Prozent der Übergewichtigen, denen man tatsächlich fehlfunktionierende Hormone zuordnen konnte, was bei einem »Schuldspruch« über die Darmflora wohl ähnlich aussehen würde. Schwere Knochen übrigens fallen so gut wie gar nicht ins Gewicht, sodass auch diese Ausrede getrost vergessen werden kann.

Die gute Nachricht: Mann und Frau können etwas dagegen tun, ohne erst nach einem Sündenbock suchen zu müssen. Der Sündenbock, der immer so gern gesucht wird, zeigt sich sofort freudig, wenn wir auf der Suche nach ihm in den Spiegel blicken.

»Darmfloratransplantation« – Schlankmacher oder Sackgasse?

In einer Tierstudie wurden schlanken Mäusen die intestinalen Bakterien von Artgenossen transplantiert, die fettleibig waren. Und siehe da: Die einstmals idealgewichtigen Tiere mit der nun neuen Darmflora der adipösen Nager erhöhten ihren Body-Mass-Index automatisch. Es ist somit nicht von der Hand zu weisen, dass zumindest bei Mäusen ein Zusammenhang zwischen der Beschaffenheit des Darmmilieus und dem Auftreten von Übergewicht besteht. Aber allgemein stellt sich auch hier einmal mehr die Frage: Wer war zuerst da – die Henne oder das Ei? Passt sich jetzt unsere Darmflora an ein zu reichhaltiges Nahrungsangebot an oder frisst (pardon!) man zu viel aufgrund der Darmfloradisposition?

Nun, hier scheint man wie so oft das Pferd von hinten aufzäumen zu wollen. Denn eine »Darmflora für Dicke« gibt es nicht von Geburt an, sie wird kontinuierlich durch entsprechende Verhaltensweisen angezüchtet.

Energie kann weder erzeugt noch vernichtet, sondern lediglich von einer Form in eine andere oder in mehrere andere umgewandelt werden. Das allerdings hat, wie wir aus dem Physikunterricht wissen, nur für ein geschlossenes System Gültigkeit, für das Universum zum Beispiel. Dies bedeutet aber auch, dass, sofern keinerlei Reibung stattfindet, niemals mechanische Energie verloren geht. So würde ein Pendel ohne Reibung zum Beispiel immer wieder in die gleiche Höhe zurückpendeln oder ein Karren oder Auto immer weiter fahren, ohne langsamer zu werden, hätten wir nicht die Reibung der Räder und den Luftwiderstand. (Eine Horrorvision für die Erdölfirmen, wenn all das fehlte.)

Was bedeutet das aber jetzt im Falle des Übergewichts, ja, kann man es überhaupt darauf anwenden?

Grob gesagt: Um eine Masse (Fett) in einem geschlossenen System in Energie zu verwandeln, müsste der Körper (in unserem Fall das Fett) beschleunigt werden. Für eine Beschleunigung aber muss Arbeit aufgewandt werden. Anders ausgedrückt: Ein Körper muss zwingend Arbeit und Energie aufwenden, um Wärme zu produzieren, damit er überhaupt einen Masseverlust erzielen kann.

Ein kleines Problemchen besteht dann aber immer noch. Das »System« Mensch ist leider ein offenes. »Klar«, werden sich da zu Recht schon einige gedacht haben. »Die Sache mit dem Atmen, Essen und Trinken kam mir immer schon ziemlich suspekt vor. Und dann erst die Stoffwechselendprodukte!« Richtig! Auf Energiegewinnung folgt zwangsweise Müll. Aber leider, leider ist heute immer mehr die Energiegewinnung gefragt – bei gleichzeitig geringer werdender Bewegungsenergie. Dadurch entsteht ja, wie wir wissen, leider zu viel Müll. Übertragen wir das mal auf das offene System Mensch, dann sieht das Ganze wieder anders aus: Eine Müll- und Gewichtsreduktion ist nur durch eine gleichzeitige Erhöhung der Bewegungsenergie des Darms und eine Reduktion der (schädlichen) Ausgangsprodukte zu erreichen.

Langer Rede kurzer Sinn: Bei Übergewicht hilft nur, weniger zu essen, sich mehr zu bewegen und auch damit das Darmhirn zu mobilisieren, das interaktiv mit den anderen Bereichen des Gesamtkunstwerks Mensch dann auch dafür sorgt, dass sich eine Darmflora bildet, die für gesunde »Idealgewichtige« typisch ist. Es gibt keine nebenwirkungsfreiere Methode zum Abnehmen, und dabei wird außerdem so ganz nebenbei mal der innere Schweinehund mit an die Kandare genommen, der für das Bauchhirn die größte Belastung darstellt. Die Übertragung einer anderen Darmflora wäre bei Übergewichtigen, wenn überhaupt, also nur eine kurzfristige, lokal beschränkte Scheinlösung.

Darmflora, Ballaststoffe und Abwehrsystem

Unsere Abwehrsysteme sind in unserem körpereigenen »Internet« meistens »online«, wenn die Darmflora oder die Darmschleimhaut nicht schon vorher schwer gestört wurde. Unsere Widerstandskraft ist nämlich von einer tadellos funktionierenden Darmflora abhängig, da das im intestinalen Bereich angesiedelte Immunsystem in unmittelbarer Verbindung zum gesamten Abwehrsystem steht. Im Darm findet sozusagen ein ständiges Training des Immunsystems statt.

Die im Darm befindlichen Abwehrzellen sind gleich mit an vorderster Front, wenn wir mit fremden und möglicherweise gefährlichen Substanzen aus der Außenwelt in Berührung kommen. Im Darm entwickeln sie auch die Abwehrstrategien, die dann als überlebenswichtige Information an das gesamte Körperimmunsystem weitergetragen werden.

Eine ausgewogene und ballaststoffreiche, gesunde Ernährung ist unumgänglich, damit nicht »nur« das körperliche Wohlbefinden gesteigert, sondern auch das »Darmrohrsystem« gereinigt werden kann. Aber der Name »Ballaststoffe« ist eigentlich falsch, da diese Materialien nicht an erster Stelle als »unnötiger Ballast« dienen, sondern auch als Futter für die Darmbakterien. Sobald die sich damit »vollgefressen« haben, erhält das Bauchhirn die Informationen, die es benötigt, um über die Ausschüttung von Nerventransmittern, insbesondere des Serotonins, die Darmwände zu dem sogenannten peristaltischen Reflex zu führen. Der wiederum ist für den Weitertransport des Speisebreis und eine möglichst reibungslose Ausscheidung der darin enthaltenen nicht benötigten und überflüssigen Anteile verantwortlich.

Über die Nahrung nehmen wir ja leider nicht nur Gutes und Nützliches für unsere Gesundheit auf. Tagtäglich gelangen auch verschiedenste Gifte, Chemikalien, Geschmacksverstärker, Farbstoffe, künstliche Aromen, Konservierungsmittel, Schaumbildner, Konsistenzgeber und natürlich auch diverse Krankheitserreger mit in unseren Körper. Doch unser Organismus ist im Normalfall bestens dagegen gewappnet. Schon im Magen werden ja viele Krankheitserreger durch die Magensäure abgetötet. Und je tiefer wir in den Verdauungstrakt gelangen, umso zahlreicher sind die verschiedensten Bakterienarten, die sich seit unserer Geburt eingenistet haben. Das begann in einer Zeit, als die Magensäure noch nicht ausgebildet war.

Bakterien sind immer und überall vorhanden. Sie besiedeln unsere Haut und die Schleimhäute wie ein dicker Rasen. Bereits mit unserer Geburt beginnt eine lebenslange Auseinandersetzung mit diesen Fremdkeimen, aber auch eine ebenso wichtige Lebensgemeinschaft mit der Bakterienflora des Darms. Wir können häufig und relativ schnell aus dem Gleichgewicht geraten, wenn irgendein Einfluss dazu führt, dass sich die normale Zusammensetzung der Darmflora ändert. Das können aber nicht nur Stress, Antibiotika, andere Medikamente oder Mikroorganismen wie Viren und Bakterien sein, die größten Fehler entstehen wie so häufig durch uns selbst, und das ist meistens abhängig von der von uns praktizierten Ernährungsform.

Die Auswirkungen einer gesunden Darmflora auf den gesamten Organismus sind sehr vielfältig. Da die nützlichen Darmbakterien den Organismus vor den schädlichen Einflüssen krank machender Keime schützen und die schädlichen

Stoffwechselendprodukte auch möglichst schnell entgiften, kann sich das Bauchhirn endlich wieder um seine eigentlich wichtigen Aufgaben kümmern, was sich beispielsweise auch deutlich in einer gesteigerten Selbstregenerierungsfähigkeit äußert.

Eine gesunde Darmflora wehrt sogar Erreger ab, die gegen Antibiotika resistent sind, somit wird sie für die Zukunft noch viel wichtiger werden. Und es wurde mittlerweile nachgewiesen, dass unsere Darmflora Abwehrsubstanzen gegen solche antibiotikaresistenten Erreger normalerweise selbst produzieren kann. Wurde unsere Darmflora allerdings zuvor zerstört oder heftig »angeknackst«, dann ist sie zur Bildung dieser Stoffe nicht mehr oder nur noch bedingt fähig.

Alle Medikamente belasten auf Dauer auch die Darmflora. Die Behandlung mit Antibiotika, Cortison oder anderen chemischen Medikamenten kann ausgesprochen unerwünschte Nebenwirkungen zeigen, die nicht nur zu schweren Beeinträchtigungen der gesamten Funktion des Darms führen.

Als bewiesen gilt die Tatsache, dass nach einer Antibiotikatherapie die Darmflora teilweise oder im Extremfall auch größtenteils zerstört wird und ihr natürliches Gleichgewicht nur schwer wiederherzustellen ist. Wird aber die Darmflora angegriffen, wird auch automatisch die körpereigene Abwehr geschwächt. Im Falle eines solchen Angriffs herrscht sozusagen »Tag der offenen Tür« für schädliche Bakterien, Pilze, Parasiten und Viren.

Ein derartiger Zustand kann natürlich nicht nur den Organismus schwächen, sondern auch zu den unterschiedlichsten Gesundheitsbeschwerden führen. Der Körper ist insgesamt geschwächt, Heilprozesse vollziehen sich nur noch verzögert, und alltägliche Abläufe werden immer anfälliger für Störungen. Das Bauchhirn muss auf seine wichtigsten Verbündeten verzichten, bis Ablagerungen, unverdaute Partikel, Giftstoffe und angesammelter verhärteter Kot weitgehend entfernt sind, damit den schädlichen Darmbakterien die Lebensgrundlage entzogen wird.

Dazu ist es erforderlich, dass wir konkrete Maßnahmen ergreifen. Wir können uns zum Beispiel darum bemühen, unter sachkundiger Anleitung ein Heilfasten durchzuführen. Damit verbunden ist oft eine fundierte Darmsanierung mittels Colon-Hydro-Therapie oder Einläufen, um den Müll vor die Tür zu bringen. Natürlich kann auch bei medizinischen Ernährungsreduktionskuren wie einer Weizenbrei-, Apfel-, Sauerkraut-, Gemüsesaft- oder Reisschleimkur gezielt eine parallele Aufforstung an Darmbakterien durchgeführt werden.

Um allerdings überhaupt einmal zu wissen, wie und was in den Darmbakterien aus dem Gleichgewicht geraten ist, wird eine qualifizierte und gründliche Untersuchung der Stuhlflora hilfreich sein. Ich persönlich bevorzuge nach vielen anderen Versuchen das Labor L + S »Enterosan« aus Bad Bocklet, da ich dort immer sehr gute Erfahrungen gemacht und außerdem stets eine hoch qualifizierte Beratung erhalten habe, und das zu einem bezahlbaren Tarif. Sprechen Sie im Fall der Fälle mit dem Team und lassen Sie sich beraten (die Adresse finden Sie am Ende des Buches).

Vor jeder »Aufforstung« der Darmflora ist es nötig, den »Mutterboden« gut vorzubereiten, auf einer Giftmülldeponie gedeihen schließlich keine Nutzpflanzen. Fasten oder/ und Darmspülungen sollten (am besten in Kombination) ins

Auge gefasst werden, dann würde ich den schon erwähnten Stuhlbefund erstellen lassen, und auf Basis dieses Stuhlbefunds sollte man sich gezielt an einen Wiederaufbau der Verdauungsflora begeben. Wichtig bei einer »Aufforstung« sind zuallererst die sogenannten Bifidobakterien, die in magensäureresistenter Kapselform zugeführt werden sollten und die das Terrain für ihnen folgende Bakterien, wie zum Beispiel die so wichtigen Laktobakterien, sozusagen als Nestvorbereiter erst erkunden.

Für den Aufbau einer stabilen, gesunden Darmflora benötigt der Körper naturgemäß Zeit. Je nach Schwere der ursprünglichen Störung sollte daher auch ernährungsmäßig ein Zeitraum von mindestens drei, eher bis zu sechs Monaten eingeplant werden.

Die Darmbakterien helfen also dem Körper generell, Essen zu verwerten und in Energie zu verwandeln. Je effektiver manche von ihnen durch ständige Überfütterung dabei vorgehen, desto mehr Energie zieht der Mensch aus seiner Nahrung, und umso eher hat er mit Übergewicht zu kämpfen. Etwa 90 Prozent der Darmflora gehören zu zwei verschiedenen Bakterienarten, den sogenannten Bacteroides- und den Firmicutes-Bakterien (siehe dazu auch Bild 6 und Bild 7, Bildteil). Normalerweise sind beide Gruppen in etwa gleich verteilt. Übergewichtige Menschen besitzen weniger von Ersteren als Normalgewichtige. Firmicutes-Bakterien vermehren sich automatisch, wenn wir an Gewicht zunehmen, und gleichzeitig reduzieren sich die Bacteroides-Bakterien. Die Firmicutes nehmen vor allem dann zu, wenn wir unsere Nahrungszufuhr über einen längeren Zeitraum regelmäßig mengenmäßig nach oben schrauben und ihnen dadurch ein ausreichend großes und sättigendes Nahrungsangebot bieten. Vereinfacht gesagt: Durch ein ständig übergroßes Nahrungsangebot vermehrt sich eine ganz bestimmte Sorte von Bakterien um ein Vielfaches, diese wiederum können die Nahrung besser als andere verwerten und dadurch zu einer viel höheren Nahrungsmittelausbeute beitragen, was im Endeffekt zu einer größeren Reservebildung, sprich Fettansammlungen führt. Die Schlange beißt sich da so richtig in den Schwanz. Aber wie stark, das bestimmen noch immer Sie und nicht der Schwanz oder wie in unserem Fall die Bakterienflora.

Die »verfressene« Darmflora – also charmanter formuliert die »ungünstige Zusammensetzung« der Bakterien im Darm – kann man natürlich auch wieder ändern. Allerdings hilft hier keine kurzfristige Umstellung der Ernährung, einige Monate sollten es schon sein, am besten parallel zu einer Symbioselenkung.

Die Darmflora ändert sich aber nicht nur durch falsche Ernährung ins Negative. Auch Krankheiten, unruhiger Schlaf und häufige Schlafunterbrechungen, Stress, die Einnahme von Antibiotika, Medikamenten und auch die unkontrollierte Verwendung von Nahrungsergänzungsmitteln können zu einer disharmonischen Veränderung der Darmflora führen. Will man seinem Darm etwas Gutes tun, sollte man zuerst einmal darauf achten, eine störungsfreie Nachtruhe zu bekommen. Jedes nächtliche Aufwachen hat nicht nur direkte Auswirkungen auf unseren Hormonhaushalt, sondern auch auf die Darmflora. Abnehmen wird man ohne einen guten und erholsamen Schlaf nicht. Außerdem wäre vor dem Einschlafen eine lockere und humorvolle Lektüre generell einer anstrengenden, psychodramatischen oder aufregenden vorzuziehen. Anders gesagt: Es ist nicht nur für unser Bauchhirn wesentlich erfreulicher, mit einem Schmunzeln oder Lachen einzuschlafen, als vorher noch mit einer Horror- oder Gewaltlektüre erregt zu werden.

Weiterhin sollte man so weit als möglich versuchen, Stress mit Entspannungsmethoden wie zum Beispiel dem autogenen Training, Lachyoga oder Meditation zu reduzieren. Negativer Stress lässt die firmikuten Bakterien ebenfalls mit Wonne wachsen und gedeihen.

Schließlich sollte man vor allem die »guten« Darmbakterien füttern. Dies gelingt allerdings nicht über probiotische Nahrungsmittel, die uns doch so gern in der Werbung angepriesen werden, sondern eher über vernünftige, darmfreund-liche Ernährungsformen, wie sie auch in meinen Büchern *Gesunder Darm – gesundes Leben* und *Die heilsame Leber- und Gallenreinigung* ausführlich beschrieben sind. Grundsätzlich kann man aber jedem empfehlen, möglichst keinerlei Fertigprodukte zu verwenden (in Regenerationsphasen schon gar nicht!), sich keine Genussgifte wie Alkohol, Nikotin und so weiter zuzuführen, nur begrenzt Rohkost (je nachdem, wie man sie verträgt) zu verzehren, keinen Zucker, keine Süßstoffe und keine Zuckeraustauschstoffe einzusetzen, möglichst wenig bis keine Weizenprodukte, dafür aber viel frisches Obst und Gemüse und sämtliche Mahlzeiten möglichst frisch zuzubereiten.

Wer mit den in diesem Buch beschriebenen Methoden den Körper entgiftet und entschlackt hat, sodass seine Verdauungskraft wieder normalisiert wurde, wird danach alle gesunden Lebensmittel in vernünftigen Mengen essen können, ohne gleich mit irgendwelchen Symptomen darauf zu reagieren. Das gilt neben den verschiedensten Allergien ebenso für die vielen Nahrungsmittelintoleranzen, sofern nicht ein genetischer oder ungelöster psychischer Auslöser die Ursache darstellt. Die Darmflora regeneriert sich normalerweise wieder von ganz allein, denn es gibt keine gesündere Nahrung für die Dünn- und Dickdarmbakterien als eine ausgewogene, gut kombinierte, überwiegend pflanzliche Nahrung – wenn diese durch ausreichendes Kauen und Einspeicheln gut zur Verdauung vorbereitet wird.

Probiotika – Nonsens in Kulturen

Sowohl in den verschiedensten Studien als auch nach den Gesetzen der Physiologie kommt man unweigerlich zu den gleichen Ergebnissen, nämlich dass eine Zuführung von probiotischen Joghurtpräparaten nicht im Geringsten zu dem werbeseitig versprochenen Erfolg führt.

Der Wiener Immunspezialist Wolfgang Graninger soll beispielsweise herausgefunden haben, dass probiotische Lebensmittel bei Patienten mit vorhandener Immunschwäche schwerwiegende Erkrankungen hervorrufen können. Er mutmaßt, dass diese Produkte sogar als Auslöser für Erkrankungen wie Lungenentzündung, Blutvergiftung und Hirnhautentzündung verantwortlich gemacht werden können. Auch gibt es, laut französischen Studien, bereits seit längerer Zeit die Erkenntnis, dass gerade diese »Lebensmittel« die Darmflora langfristig zerstören.

Joghurtpräparate – dabei ist es völlig egal, ob mit oder ohne besonders ausgewählte und gezüchtete Bakterienkulturen – können unter günstigsten Voraussetzungen bei einigen Menschen generell eine positive Wirkung auf den Verdauungstrakt haben. Diese Eigenschaft versucht sich die Industrie natürlich zunutze zu machen. Aber selbst wenn sich die jeweilig zugesetzte Bakterienflora als nützlich erweisen sollte, ist keineswegs gewährleistet, dass sie unversehrt an ihrem Bestimmungsort ankommt. Denn die Salzsäure des Magens lässt Bakterien nicht so ohne Weiteres passieren, auch nicht durch noch so gutes Zureden seitens der Werbebranche.

So finden die viel gepriesenen Fitness- und Wohlfühlbakterien in Ihrem Frühstücksjoghurt bereits im Magen ein unrühmliches Ende. Nur bei Menschen mit einer stark verminderten Magensäurekonzentration gelingt es ihnen zu einem messbareren Teil, »durchzuschlüpfen« – aber dann ist die Barriere auch für sämtliche anderen uns nicht gerade wohlgesonnenen Bakterienarten ebenfalls sehr niedrig. Das kann eher zu größeren Problemen führen.

Man fühlt sich trotzdem dabei wohl, probiotische Produkte zu verzehren? Gut, das ist dann aber mit Sicherheit ein ähnlicher Effekt, wie er beim Anblick der Marienstatue bei einem Gläubigen entstehen kann. Man nennt das fachsprachlich auch »Placeboeffekt« (vom lateinischen *placebo*, was wörtlich »Ich werde gefallen« heißt). Nun, der Glaube versetzt bekanntermaßen Berge und Hauptsache, es wirkt. Aber mal ehrlich: Mit einem Bildchen käme man da wesentlich billiger davon.

Halt, eine Möglichkeit gibt es noch, die Milchsäurebakterien pur in unseren Organismus zu schleusen: in Form von magensaftresistenten Kapseln. Aber in Ihrem Joghurt werden Sie garantiert vergebens danach suchen.

Um die Bakterienflora nach einer Schwächung wieder zu stabilisieren, ist als Erstes anzuraten, das geschwächte Magen-Darm-Milieu von Giften zu befreien und danach wieder aufzubauen. Um den Darm von Medikamentenrückständen, Schlacken und sonstigen Ablagerungen zu sanieren, reicht es nämlich nicht, Darmbakterien in großen Mengen zuzuführen. Es genügt auch nicht, ein, zwei Tage zu fasten und ein paar Einläufe zu machen. Das wäre in den meisten Fällen allenfalls der sprichwörtliche »Tropfen auf den heißen Stein«.

Gesunde ballaststoffreiche Ernährung (ganz besonders Obst und Gemüse) unterstützt die Bakterien wesentlich besser als irgendein künstlich kreiertes und gern auch noch mit Aroma- und Süßstoffen zusammengepanschtes sogenanntes »Probiotikaprodukt«, das jedoch leider nur dem Namen nach für (lateinisch *pro*) das Leben (griechisch *bíos*) ist.

Es ist selbstverständlich auch möglich, dass man durch eine kohlenhydratreduzierte Diät die Vermehrung von gesundheitsförderlichen Bacteroides-Arten erreicht. Kundige Therapeuten empfehlen eine Trennkost zur Unterstützung eines Reduktionsplans. Bei einer Ernährungsweise, die auf der vermehrten Zufuhr von tierischem Eiweiß beruht, sollte man jedoch unbedingt darauf achten, dass im Ergebnis der Stuhluntersuchung nicht zu viele Clostridien-Bakterien vorhanden sind, sonst erzeugt das unter Umständen den Effekt, dass Sie zwar an Gewicht verlieren, aber wiederum andere Darmprobleme bekommen. Es ist und bleibt nun mal das Beste, eine Ernährungsweise zu bevorzugen, die überwiegend aus pflanzlichen Stoffen besteht.

DIE WIRKUNG EINER GESUNDEN DARMFLORA

Der Darm wird von einer Fülle von gesundheitsfördernden, aber auch von gesundheitsbremsenden Darmbakterien besiedelt. Mit das bekannteste Darmbakterium ist Escherichia coli (E. coli), in dessen Familie es ebenfalls haufenweise Kains und Abels gibt (siehe dazu auch Bild 8, Bildteil). Insgesamt aber sind bisher rund 400 verschiedene Arten von Darmbakterien bekannt, von denen fast alle (99 Prozent) anaerob sind, das heißt, sie existieren nur ohne Sauerstoff. Die meisten davon sitzen im Dickdarm. Man schätzt, dass die Darmbakterien am Volumen des gesamten Darminhalts einen Anteil von etwa 30 bis 50 Prozent haben. Die »guten«, gesundheitsfördernden Darmbakterien fermentieren die unlöslichen Ballaststoffe, Stärken und unverdauten Kohlenhydrate. Sie wandeln diese auch teilweise selbst zu eigenen kurzkettigen Fettsäuren um, und diese wiederum bilden für die Epithelzellen des Darms die Hauptenergiequelle.

Damit stellen sie für das Bauchhirn einen sehr wichtigen Schutz dar. Gesunde Darmbakterien tragen weiter dazu bei, dass das Cholesterol besser ausgeschieden wird. So können auch die Gesamtcholesterinwerte deutlich verringert werden. Mithilfe gesunder Darmbakterien können auch eine ganze Reihe von Vitaminen für unseren Körper selbst gebildet werden. Dazu gehören Vitamin K, einige B-Vitamine (B_2, B_5, B_6, Biotin, Folsäure) sowie die in den Komplex der B-Vitamine einbezogenen Nährstoffe Cholin und Inositol.

Alle Darmbakterien sind lebende Organismen, wobei die für uns gesunden sich überwiegend von bestimmten Kohlenhydraten, speziell von Fructooligosacchariden (enthalten etwa in Zwiebeln, Knoblauch, Lauch, Artischocken, Schwarzwurzeln, Gerste, Löwenzahn, Topinambur, Zichorien, Weizen, Karotten) ernähren. Weitere für sie wichtige Nahrungsquellen sind zum Beispiel die Buttersäure und natürliche Ballaststoffe (allenfalls noch Ballaststoffe aus der Apotheke oder dem Reformhaus, z. B. in Form von Lactulose). Für uns schädliche Darmbakterien kommen bei gesunden Menschen nur in relativ geringer Menge vor. Verschiedene Situationen (wie akute Magen-Darm-Erkrankungen, Antibiotikagaben, die Verwendung der Antibabypille und chemischer Medikamente allgemein, einseitige Ernährung und mehr) können aber dazu führen, dass die Anzahl schädlicher Darmbakterien oder auch Pilze mengenmäßig regelrecht explodiert, und daraufhin werden toxische Stoffwechselprodukte (zum Beispiel beim Zerfall der Pilze) im Körper freigesetzt. Schädliche Darmbakterien können auch vermehrt in einem höheren Lebensalter, bei großem Stress und bei einer Reihe von chronischen Krankheiten auftauchen.

Die Verringerung schädlicher Darmbakterien

Sind im Darm übermäßig viele schädliche Bakterien vorhanden, beginnen sie die gesunden Darmbakterien zu verdrängen, deren für uns lebenswichtige Funktionen dadurch eingeschränkt werden. Eine unausgeglichene Verteilung von gesunden und schädlichen Darmbakterien wird in der Fachsprache als eine »Dysbiose« bezeichnet, die auch behandelt werden sollte (das griechische Präfix dys- bedeutet »abweichend von der Norm, übel, schlecht, krankhaft«). Verschiedene Ernährungsweisen können zu einer Dysbiose beitragen. Dazu gehört ein übermäßiger Konsum von Zucker, Nahrungsfetten und tierischen Eiweißen (Proteinen). Der Verzehr verdorbener Speisen kann ebenfalls die Anzahl der schädlichen

Darmbakterien in kürzester Zeit erhöhen. Aber auch Genuss-gifte wie Nikotin, Alkohol und auch Drogen setzen den nützlichen Bakterien übel zu.

Antibiotisch wirkende Medikamente können schädliche Darmbakterien zwar wirksam vernichten, sie zerstören dabei aber auch die gesunden. Im Anschluss an eine Therapie mit Antibiotika sollte daher immer dafür gesorgt werden, dass sich im Darm wieder vermehrt gesunde Bakterien ansiedeln können. Dafür gibt es verschiedene Präparate, die gesunde Darmbakterien wieder fördern und neu aufforsten, aber eine dementsprechende Ernährung ist natürlich auch hier sehr hilfreich.

Schädliche Bakterien können jedoch auch durch eine Reihe von natürlichen Maßnahmen und Substanzen verringert werden. Dazu gehören, um nur einige zu nennen, das Sonnenlicht, körperliche Bewegung, natürlich auch die Magensalzsäure, verschiedene Enzyme, Meerrettich, Zwiebeln, Lauch, Bärlauch, Kapuzinerkresse, Chili, Curcuma oder Allicin (aus Knoblauch) und normaler ungesüßter Joghurt oder Quark (ohne Probiotikazugabe), Preiselbeeren, Kombucha, grüner Tee, Ingwer als Gewürz oder auch als Tee, Oregano und Grapefruits, einige sekundäre Pflanzenstoffe wie Rutin in Zitrusfrüchten, Schwarztee und Äpfeln. Die Liste der hilfreichen Maßnahmen und Substanzen ist Gott sei Dank recht lang.

Im akuten Notfall kann man auf das Medikament Mutaflor zurückgreifen, man sollte das vorher aber mit einem »darmflorakundigen« Therapeuten besprechen.

PHYTASE

Eine gesunde Darmflora steht nicht nur in enger Beziehung zu unserem Immunsystem und ist für die Bildung von lebenswichtigen Vitaminen verantwortlich, sondern auch für das bedeutende Enzym Phytase.

Phytase spaltet Phytinsäure auf, die vor allem in Getreide und getreideähnlichen Samen, Nüssen und Ölsamen wie auch in Hülsenfrüchten vorkommt und die die natürliche und gesunde Resorption von Kalzium, Magnesium, Eisen, Zink und Kupfer verhindert.

Es ist sehr kurzsichtig, ja kann sogar richtig gefährlich sein, seinen Körper ungefiltert »und mal eben so« vorsorglich mit Mineralien vollzupumpen, während man genau das unbehelligt und beherzt weiter zu sich nimmt, was den Mineralstoffmangel aufrechterhält.

Ist die Darmflora in Ordnung, werden genügend Enzyme gebildet, und dadurch wird auch eine ausreichende Aufnahme an Mineralien gewährleistet. Ein Übermaß an Mineralien belastet den Organismus mehr, da er sich um eine verstärkte Entsorgung kümmern muss.

Darüber hinaus verhindert eine gesunde Darmflora auch das Wachstum von krank machenden Darmpilzen. Das bedeutet, dass wir uns ausschließlich um eine gesunde Darmflora kümmern müssen, um im Dünn- und Dickdarm weitgehend pilzfrei zu sein. Auf diese Weise können schwere Pilzerkrankungen des Darms innerhalb von ein bis zwei Wochen völlig verschwunden oder zumindest so weit reduziert sein, dass ein verstärkter Pilzbefall als nachrangig betrachtet werden kann. Ein wichtiger erster Schritt dabei wäre es schon einmal, auf die gravierendsten Fehler bei der Nahrungszusammenstellung zu achten.

Bakterienungleichgewicht und Bauchhirnbelastung durch falsche Nahrungszusammenstellung

Komplexe Kohlenhydrate und saure Früchte

Alle Lebensmittel, die überwiegend aus komplexen Kohlenhydraten bestehen, vertragen sich nicht mit sauren Früchten in derselben Mahlzeit. Das ist eine häufig praktizierte Form falscher Nahrungszusammenstellung. Es betrifft vor allem Getreidesorten und deren Produkte wie Brot, Nudeln oder Kuchen, Vollkorngetreide, Buchweizen, alle Hülsenfrüchte und Sojaprodukte sowie Kartoffeln, Pilze und sämtliche Gemüse- und Salatsorten. Diese Lebensmittel sollten nie mit fruchtsäurereichen Früchten oder Fruchtsäften zusammen genossen werden. Da ist es schon wesentlich gesünder, die Früchte einfach separat zu essen und nicht in Verbindung mit diesen komplexen Kohlehydraten. Ein Müsli mit Vollkorngetreide (Frischkornbrei, Flocken und so weiter) oder getreideähnlichen Samen sollte daher niemals saure Früchte enthalten.

SÄUREGEHALT VON FRÜCHTEN (AUSWAHL)

Die folgende Tabelle listet das Vorkommen von allen organischen Säuren sowie ausgewählter Fruchtsäuren in verschiedenen Früchten auf (Angaben in Gramm pro 100 Gramm essbarer Anteil).

Ananas 1,0		Mango 0,3	
Apfel sauer 2,2		Mirabelle 1,8	
Apfel süß 1,4		Orange 1,6	
Aprikosen 1,2		Pfirsich 1,4	
Banane 0,7		Pflaume 1,6	
Birne 0,4		Quitte 0,8	
Brombeere 1,6		Stachelbeere 1,5	
Erdbeere 1,1		Süßkirsche 1,2	
Grapefruit 1,8		Weintraube 0,8	
Heidelbeere 1,3		Zitrone 4,4	
Johannisbeere, rot 2,4		Zwetschge 2,9	
Kiwi 1,8			

Bis zu dem Wert 1 ist alles okay. Ab dem Wert 1 ist Vorsicht geboten, und Früchte ab dem Wert 2 sollten keinesfalls in Verbindung mit komplexen Kohlehydraten Eingang in Ihren Ernährungsplan halten.

Fruchtsäurearme Früchte passen hingegen schon eher zum Vollkorngetreide. Anstelle eines Zwetschgenkuchens mit Vollkornmehl backen Sie besser einen Bananen- oder Birnenkuchen. Zum Süßen des Kuchens sollten Sie dann Honig, Stevia, Birnendicksaft, Ahornsirup oder ein anderes fruchtsäurearmes, natürliches Süßmittel verwenden. Wollen Sie dennoch einen eher säuerlichen Apfelkuchen backen, sollten Sie dafür kein Vollkorn-, sondern eher ein Auszugsmehl verwenden, da sich diese schon besser mit Äpfeln vertragen. Darmflorastörungen kann man dadurch aber dennoch bekommen, wenn auch weniger starke.

Sie sollten Salate auch keinesfalls mit Orangen- oder Zitronensaft, sondern nur mit Essig (Obst-, Wein- und Branntweinessig) anmachen. Denn die Essigsäuren vertragen sich grundsätzlich wesentlich besser mit Getreide und Gemüse in einer Mahlzeit als Fruchtsäuren. Es gibt zwar auch einige fruchtsäurereiche Gemüsesorten wie Tomaten oder Blumenkohl, die in der Kombination mit Getreideprodukten günstiger wirken, aber das ist die Ausnahme.

Beachten Sie bezüglich dieser Kombinationsregel bitte auch, dass man keinesfalls Gemüse- mit Obstsäften mischen oder saure Früchte wie zum Beispiel saure Äpfel mit Karotten oder Salat zusammen essen sollte – daher Vorsicht vor entsprechenden Fertigprodukten und fehlerhaft kombinierten Fertiggetränken. Ich denke da gerade an wahllos kombinierte »Smoothies«, die der Gesundheit eher ab- als zuträglich sind.

Eiweißmangel

Auch wenn die meisten Menschen in der westlichen Hemisphäre aufgrund eines mehr als ausreichenden Vorkommens von tierischen Proteinquellen keinen Eiweißmangel haben, kommt dieser bei streng vegetarisch lebenden Personen häufiger vor als gedacht. Vor allem Veganer und Rohköstler sollten daher zumindest auf eine ausreichende pflanzliche Eiweißzufuhr achten.

Der tägliche Eiweißbedarf liegt der Deutschen Gesellschaft für Ernährung (DGE) zufolge durchschnittlich bei ungefähr 0,9 Gramm pro Kilogramm Körpergewicht. Bei sportlich aktiven Menschen geht man von einem höheren Eiweißbedarf aus. Zu den Eiweißprodukten gehören Eier und sämtliche Wurst- und Käsesorten, alle Milcherzeugnisse, alle Arten von Fleisch, Fisch und Meeresfrüchten, schlicht alles, was tierischer Herkunft ist.

Da pflanzliches Eiweiß in der Regel schwieriger von unserem Körper verwertet werden kann, sollten vor allem Rohköstler, Veganer und Vegetarier auf eine entsprechende gewichtsmäßige Aufwertung des pflanzlichen Eiweißes achten.

Veganer, die ihren Eiweißbedarf lediglich mit Hülsenfrüchten und Sojaprodukten abzudecken versuchen, sollten beachten, dass dieses Eiweiß zusätzlich eine ebenso große Menge an Getreide-, Nuss- oder Gemüseeiweiß benötigt, damit sich die entsprechenden Eiweißbausteine (Aminosäuren) im Körper gegenseitig ergänzen können. Wer das Eiweiß aus Hülsenfrüchten ausschließlich mit relativ geringen Eiweißmengen aus Gemüse und Obst aufzuwerten versucht, wird damit unter ungünstigen Umständen auf die Dauer andere Probleme bekommen. Besser für den, der's mag und verträgt: Eier und Joghurt oder Quark. Es sollte dann aber wirklich natürlicher Joghurt ohne irgendwelche künstliche oder sonstige Zusätze sein.

Störungen durch rohes Getreide und rohe Nüsse mit Salz

Die Kombination von Salz und anderen anorganischen Mineralsalzen mit rohem Getreide und rohen Nüssen kann starke Magen-Darm-Störungen mit entsprechenden Darmflora- und Bauchhirnproblemen verursachen. Möchten Sie daher morgens ein Flockenmüsli oder einen Frischkornbrei essen, sollten Sie zur Müslimischung nur fruchtsäurearmes Obst zufügen und nichts Salziges dazu oder direkt danach verzehren. Verzichten Sie also auf das Käse- oder Wurstbrot nach einem solchen Müsli. Warten Sie mit gesalzenen Lebensmitteln immer so lange, bis der Magen wieder leer ist und Sie wieder Hunger verspüren. Das sind nach einer nicht allzu großen Portion Müsli – je nachdem, wie gut man kaut – ungefähr drei bis vier Stunden.

Wenn man in der Zubereitung oder in der Kombination der Nahrung Fehler macht, braucht man sich nicht zu wundern, wenn man aufgrund der starken Darmflora- und Stoffwechselstörungen, die dadurch entstehen können, morgens schon mit Kopfschmerzen, Zerschlagenheitsgefühlen, rheumaartigen Gelenkschmerzen, Rücken- oder Nackenverspannungen und Versteifungen aufwacht. Wenn Sie morgens solcherlei Probleme haben, beginnen Sie den Tag vielleicht doch eine Zeit lang lieber mal mit bauchhirnfreundlichen Süppchen, wie sie später noch beschrieben werden. Und um alles langsam in Schwung zu bringen, sollten Sie sich möglichst nicht nur gedanklich mit dem Thema Morgengymnastik befassen – dreißig Minuten Bewegung reichen schon, um fitter in den Tag zu starten.

Magensäure, Salz und Eiweiß

Salz ist nicht nur für einen gut funktionierenden Zellstoffwechsel von großer Bedeutung, sondern es ist absolut notwendig für die Bildung der Salzsäure im Magen. Die Magensäure schützt uns vor schädigenden Einflüssen von außen, bereitet den Nahrungsweitertransport vor und sorgt neben vielen anderen Aufgaben schon gleich zu Beginn für die Eiweißverdauung. Kann das mit der Nahrung aufgenommene Nahrungsprotein nicht mehr ausreichend von der Magensäure verdaut werden, liegt die Nahrung nicht nur wie ein Stein im Magen, sondern das unverdaute Eiweiß beginnt später auch verstärkt im Darm zu faulen. Die Folgen davon sind zahlreiche Magen-Darm-Beschwerden wie Blähungen, weiche, übel riechende Stühle bis hin zu Durchfällen oder hartnäckigen Verstopfungen, starke Darmflorastörungen mit entsprechenden Folgeerkrankungen und Mundgeruch. So ist es also tatsächlich auch möglich, dass manche Krankheiten nicht nur aufgrund eines Zuviels an Salz in der Nahrung, sondern auch infolge eines Mangels daran entstehen können.

Der für die Magensäurebildung wichtige Bestandteil des Salzes sind die Chloridanionen (Cl-Ionen), die in ungesalzener pflanzlicher und tierischer Nahrung in der Regel nicht in ausreichenden Mengen vorkommen. Der Salzbedarf eines Erwachsenen liegt bei durchschnittlich 3 bis 5 Gramm pro Tag. Bei Kindern ist der tägliche Salzbedarf entsprechend ihrem Körpergewicht natürlich geringer. Empfehlenswert ist es auf jeden Fall, das raffinierte Kochsalz durch gesündere Salzarten wie Steinsalz, Kristallsalz, unbehandeltes Meersalz, Himalajasalz oder Fleur de Sel zu ersetzen beziehungsweise Produkte zu bevorzugen, die damit gesalzen wurden. Naturbelassenes Meersalz hat beispielsweise bis zu achtzig verschiedene Spurenelemente und Mineralien, Steinsalz sogar bis zu 84. Diese machen das Salz dann auch zusätzlich so gesund und wertvoll.

Genügend hochwertiges Eiweiß ist deshalb so notwendig, da alle Körperfunktionen, inklusive unseres Immunsystems, von einer ausreichenden Eiweißmenge im Blut abhängig sind. Es kann infolge eines länger andauernden Eiweißmangels zu einer Verringerung der Verdauungssäftebildung des gesamten Verdauungstraktes mit entsprechenden Magen-Darm-Beschwerden oder/und Darmflorastörungen kommen. Dies betrifft nicht nur Personen, die eiweißarme Ernährungsformen praktizieren, sondern auch ganz besonders Personen mit Essstörungen (Bulimie, Binge-Eating [unkontrolliertes Überessen], Magersucht und so weiter).

Vollkorngetreide plus raffinierter Zucker ist Gift

In Kombination mit anderen Nahrungsmitteln ist Zucker häufig noch gefährlicher, als wenn man ihn allein verzehrte. Falls man daher einmal raffinierten Zucker oder Rohrohrzucker in irgendeinem Produkt zu sich nimmt oder in einer Mahlzeit serviert bekommt, sollte man zumindest darauf achten, dass man dies nicht mit Vollkorngetreide oder Produkten wie Hülsenfrüchten, Nüssen, Mandeln, Hasel-, Walnüssen oder Sonnenblumenkernen und Sesam zusammen isst. Denn Vollkorngetreide, Hülsenfrüchte und alle Nüsse und Ölsamen vertragen sich im Magen-Darm-Trakt absolut nicht mit raffiniertem und auskristallisiertem Zucker. Durch solche Kombinationen kommt es zu Unwohlsein bis hin zu verschiedenen Magen-Darm-Beschwerden wie Blähungen, Bauchschmerzen oder Sodbrennen.

Meiden Sie daher möglichst die Kombination von Vollkornbrot mit zuckerhaltigen Aufstrichen wie Marmelade oder Nuss-Nugat-Creme, wenn diese raffinierten Zucker (Gelierzucker, Saccharose) oder Rohrohrzucker enthalten. Genauso ungesund sind zuckerhaltige Süßspeisen, die zu oder nach einem Essen verzehrt werden, das Vollkorngetreide wie Vollkornnudeln, -reis oder Hirse, Hülsenfrüchte, Nüsse oder Ölsamen enthält. Auch der Vollkornkuchen, Nusskuchen, Müsliriegel und Müslimischungen, Cornflakes und alle anderen ähnlich zubereiteten Getreideerzeugnisse gehören leider mit dazu. Eine Weißmehlsemmel mit konventioneller Marmelade oder ein Weißmehlkuchen mit raffiniertem Zucker sind zwar keineswegs gesund, sie schädigen die Darmflora jedoch nicht so stark wie die Kombination von raffiniertem Zucker mit Vollkorngetreide.

Ganz ungünstig für Darmflora und Bauchhirn, vielleicht können Sie es sich schon denken, wäre ein Vollkornbrötchen mit Margarine und roter Johannisbeermarmelade, die vielleicht noch industriell mit 50 Prozent Zucker hergestellt worden ist – und da denkt man noch, man tut sich was Gutes ...

Gesund durch überwiegend basische, pflanzliche, natürliche Nahrung

Wenn Sie Ihr Auto waschen und jemand mit einem ölverschmierten Lappen hinter Ihnen hertrocknete, dann würden Sie bis zum Sankt-Nimmerleins-Tag brauchen, aber sauber würde es dennoch nicht, sosehr Sie sich auch anstrengen mögen. Ähnlich verhält es sich mit dem Darm. Wie soll er sich selbst reinigen, wenn sich ständig neuer Schmutz durch den fragwürdigen Genuss schädlicher Nahrungsmittel absetzt? Je mehr frische, sonnengereifte Früchte, je mehr frisch zubereitete Mahlzeiten aus basischen Lebensmitteln (anstatt stark bearbeiteter Fertigprodukte) Sie vor allem in dieser Zeit essen, umso schneller schreitet die Sanierung des Darms voran.

Möchten wir eine gesunde Darmflora und einen gesunden Stoffwechsel haben, sollten wir als Erstes auf alle raffinierten und auskristallisierten weißen und braunen Zuckerarten verzichten. Raffinierter Zucker schwächt unsere Darmflora so gravierend und so schnell, dass man fast schon dabei zusehen kann. Es gibt kein anderes Nahrungsmittel, das für unsere Darmflora so schädlich ist wie der Zucker und seine raffinierten Unterarten. Warum unsere gesunden Darmbakterien so sensibel auf diese unnatürlichen Zuckerarten reagieren, kann bis heute nicht eindeutig gesagt werden. Es ist jedoch erfahrungswissenschaftlich schon seit Jahrzehnten bewiesen. Zum Süßen unserer Nahrung sollten wir stattdessen ausschließlich Honig, Agavendicksaft, Stevia, Ahornsirup, eingedickte Frucht- und Pflanzensäfte wie Apfel-, Rüben-, Birnendicksaft oder Melasse verwenden.

Wir sollten des Weiteren einige Erkenntnisse miteinander kombinieren. Einerseits benötigt unser Körper eine bestimmte Menge an Nährstoffen, andererseits sollte die Nahrung aber auch so natürlich und gesund wie möglich sein.

Besonders gesund sind alle rohen Nüsse und Ölsamen – mit Ausnahme von Erdnüssen, die botanisch zu den Hülsenfrüchten gehören und ausschließlich erhitzt beziehungsweise geröstet verzehrt werden sollten. Zusammen mit Obst gehören rohe Nüsse und Ölsamen zu den gesündesten Lebensmittelkombinationen, die sich besonders gut für das Frühstück eignen. Aber auch das rohe, angekeimte Getreide mit ein wenig sortenreinem Olivenöl kann zu einer ausgesprochen vitalen Frühstücksnahrung werden, wenn man dessen Qualitäten erst einmal kennen und schätzen gelernt hat. Hülsenfrüchte und Kartoffeln sollten natürlich gekocht oder gebacken werden. Und auch das erhitzte Vollkorngetreide, wie zum Beispiel Vollkornbrot oder gekochte Vollkornnudeln, gehört zu den gesunden Lebensmitteln, vor allem wenn man das ausreichend gekochte oder gebackene Getreide gut kombiniert und zum Beispiel nur mit rohem Gemüse, kalt gepresstem, pflanzlichem Öl, Kräutern und unbehandeltem Salz zusammen isst.

Fleisch, Fisch und Eier enthalten zwar viel hochwertiges Eiweiß, Vitamin B$_{12}$, Eisen und Zink, all diese Nährstoffe lassen sich aber auch durch eine ausgewogene vegetarische Ernährungsweise mit vollwertigen Lebensmitteln abdecken. Die Nachteile von Fleisch, Fisch und Eiern sind unter anderem ihre stark übersäuernden Eigenschaften und dass sie keinesfalls zu den gesündesten Lebensmitteln für unsere Darmbakterien gehören. Aus diesen Gründen ist es sinnvoll, solche Nahrungsmittel zumindest nicht täglich auf dem Speiseplan zu haben und sie an den anderen Tagen durch Hülsenfrüchte, Sojaerzeugnisse und möglichst gesäuerte Milchprodukte zu ersetzen.

Ihr Bauchhirn wird es Ihnen danken, wenn Sie diese grundlegenden Zusammenhänge bei Ihrer Nahrungszusammenstellung beachten. Betroffen ist davon nämlich nicht nur die körperliche Gesundheit, sondern ebenso die psychische Befindlichkeit. Daher gilt es auch, in Hinblick auf die seelische Gesundheit ein paar Grundsätze zu beachten. Wir haben schon angedeutet, dass es einen Zusammenhang zwischen der Ernährung, dem Darm und unseren Emotionen gibt. Es kann sowohl die Seele Einfluss auf den Magen-Darm-Trakt nehmen – denn der Mensch lebt nicht vom Brot allein – als auch umgekehrt der Darm auf die Psyche. Auch dabei spielen die Darmbakterien eine Rolle. Hier zeigt sich im besonderen Maße, wie stark der Mensch trotz allen Fortschritts in Wirklichkeit nach wie vor von seiner animalischen Natur abhängig ist.

PSYCHE UND DARM

Ernährung und Abhängigkeit

Gerade in Sprichwörtern oder Volksweisheiten ist die Verbindung zwischen Verdauungssystem und Psyche fest in unserem Bewusstsein verankert und bestätigt sich auch immer wieder. »Liebe geht durch den Magen«, oder uns ist ein unangenehmes Ereignis »auf den Magen geschlagen«. Hunger führt häufig zu schlechter Laune, und Schokolade hilft – wenn auch nur sehr kurzfristig und möglicherweise mit anderen unerwünschten Folgen – gegen Liebeskummer. Uralte Heilmethoden wie beispielsweise die ayurvedische Heilkunst aus Indien oder auch die chinesische Medizin basieren seit Tausenden von Jahren auf dem Zusammenhang zwischen Ernährung und Emotionen.

Aber schauen wir uns doch einfach mal den Zusammenhang zwischen Nahrungsmittelunverträglichkeit und der Psyche in der alltäglichen Praxis an.

Nachdem eine Diagnose erstellt worden war und ich dem Patienten mitgeteilt hatte, dass es unumgänglich sei, ein bestimmtes Nahrungsmittel drastisch zu reduzieren oder sogar ganz abzusetzen, bekam ich oft als erste Reaktion Antworten wie: »Was soll ich denn dann überhaupt noch essen?« Und weiter: »Darf ich es dann das ganze Leben nicht mehr essen?« Dies sind die am häufigsten gestellten Fragen in mehr als 50 Prozent der Fälle – als ob es außer diesen besonders bevorzugten Speisen keine anderen mehr gäbe. Manchmal hört man auch: »Darauf kann ich auf keinen Fall verzichten.«

Wenn ein Nahrungsmittel stark als Trigger, also Auslöser, im Vordergrund stand, blieb mir nichts anderes übrig, als dem Patienten zu antworten, dass er dann eventuell sehr, sehr lange mit seinen Problemen zu tun haben würde, auch wenn sich manche Intoleranzen und Allergien von Zeit zu Zeit von allein in Luft auflösen können, worauf ich allerdings nicht unbedingt bauen würde.

Den meisten Betroffenen habe ich ohnehin eine je nach ihrem Problem angesetzte Reduktions- oder Fastenkur verordnet. Schon beim nachfolgenden vorsichtigen Ernährungsaufbau hatten fast alle keinerlei Neigungen zu irgendwelchen Allergien oder Unverträglichkeiten mehr.

Denn sehr oft besteht bei den Patienten gleichzeitig eine »Nahrungsmittelunverträglichkeit« und eine besonders ausgeprägte Vorliebe für dieses bestimmte Nahrungsmittel, das – verzeihen Sie bitte – fast zu einer Art »Droge« geworden ist. Und wie bei Drogen üblich, hat es auch eine ähnliche Abhängigkeit von den Inhaltsstoffen ausgelöst.

Diese Art von Nahrungsmittelunverträglichkeit geht sowohl über das Kopfhirn als auch über psychische Mechanismen und damit über das Bauchhirn vor sich. Es sind folglich die beiden Gehirne, die Krankheiten aus welchen Gründen auch immer hervorrufen können. Der Fachbegriff hierfür lautet maskierte Allergie.

Ein möglicher Erklärungsansatz für das Geschehen ist dieser: Meist war gerade das betreffende Nahrungsmittel in einer bestimmten Situation oder in einem kritischen Moment des Lebens in besonderem Maße präsent, und dies hinterließ dann eine »Kerbe« im Gefüge des Bauchhirns. Auch nur in kleinen Mengen zu sich genommen, wird die »Narbe aufgerissen«, und dadurch treten Dysfunktionen des Bauchhirns und damit verbunden auch gehäuft Störungen in den Organen auf. Die Folge: ein organischer Teufelskreis, der sich selbst hochschaukelt.

Gesunde Ernährung – gesunde Psyche

Eine neuere Studie bestätigte ein weiteres Mal die bereits zum Thema »Psyche und Darm« vorliegenden Forschungsergebnisse: Es bestehe ein ganz offensichtlicher Zusammenhang zwischen der Ernährungsweise eines Menschen und seiner psychischen Gesundheit, sagte Andrew McCulloch von der Mental Health Foundation. Die Bevölkerung verzehre bekanntlich immer weniger nahrhafte und frische Lebensmittel, dafür aber zunehmend industriell verarbeitete Produkte, die viel Zucker und gesättigte Fette enthielten – eine Ernährungsweise, die sich in nicht gerade wenigen Fällen auch auf das Gemüt der betreffenden Menschen niederschlagen könne.

Das Bauchhirn liebt Obst und Gemüse, an erster Stelle das frische, biologisch wertvolle! Menschen, die mehr Fertignahrung als der Durchschnitt konsumieren, sind auch erheblich gefährdeter, an Depressionen zu erkranken, als Menschen, die viel Obst und Gemüse essen. Für Letztere besteht ein deutlich geringeres Risiko, jemals depressiv zu werden, als das für Fast-Food-Fans der Fall ist. Dies zumindest ist das

Ergebnis einer Studie von Forschern an der Universität London, die ihre Untersuchungen im *British Journal of Psychiatry* veröffentlicht haben.

»Fleisch ist ein Stück Lebenskraft«, hieß es in der Werbung. Es wurde jedoch statistisch ermittelt, dass exzessive Fleischesser häufiger zu Depressionen, Angst, Panikattacken, Wut und Gewalt neigen als Vegetarier. Fleischesser sind auch allgemein eher dazu geneigt, Gewalt und Kriege zu befürworten, Waffen zu besitzen und diese auch schneller zu gebrauchen. Meistens befürworten Fleischesser die Jagd und das Töten von Tieren.

Nahrung und Gefühle, Fleisch und Emotionen? Forschungen berichten schon seit Jahren darüber, dass das Fleisch auch die Emotionen der geschlachteten Tiere speichert und unsere eigenen Emotionen beim Verzehr dieses Fleisches beeinflussen kann.

Wenn Tiere aus nicht artgerechter Haltung ständig unter Stress stehen, kann es durchaus sein, dass bestimmte Stoffe gebildet werden, die sich in ihrem Muskelfleisch oder bestimmten Organen ablagern, welche später beim Verzehr dieses Fleisches von unserem Darmhirn wahrgenommen werden. So gesehen könnten unsere Emotionen davon auf Dauer durchaus mit beeinflusst werden.

Es ist allgemein bekannt, dass unsere Nahrung nicht nur einen großen gesundheitlichen Einfluss auf uns hat, sondern zudem auch unser Verhalten beeinflusst. So neigt jemand, der zu viel oder auch für seinen Konstitutionstypus zu viel Falsches gegessen hat, zu Müdigkeit und Trägheit. Hat man zu wenig gegessen, macht sich häufig ein unruhiger, nervöser Zustand bemerkbar. Wichtig ist jedoch nicht nur die

Menge der zugeführten Nahrung. Ganz besonders das, was und wie wir etwas zu uns nehmen, wirkt sich entsprechend auf unsere Gefühle und unser Verhalten aus.

Man hat schon vor Langem auch über die Hochfrequenzfotografie (Kirlian-Fotografie) festgestellt, dass jedes Gewebe in der Lage ist, Energien und Emotionen zu speichern. Diese Erkenntnis wurde später nicht nur durch Materieverhalten unter Extrembedingungen, sondern auch bei Organtransplantationen bestätigt. Viele Empfänger von Organspenden beispielsweise berichten darüber, dass sie die Emotionen ihrer Spender empfänden. Sogar Erinnerungen mit entsprechenden Stimmungen der Spender wurden erlebt.

Fantastereien, Spinnereien? Vielleicht hat das aber auch etwas mit dem Bauchhirn zu tun?

Was wir wissen, ist, dass unsere Muskeln, das Bindegewebe und die darin eingebetteten Organe – ebenso wie die von Tieren – in der Lage sind, Energien zu speichern. Und selbst dort, wo Körperteile gar nicht mehr vorhanden sind, sind sie noch immer penibel genau eingeprägt. Denken Sie doch nur mal an den bekannten Phantomschmerz bei amputierten Gliedmaßen. Obwohl das Bein oder der Arm nicht mehr vorhanden ist, »spürt« der Betroffene Schmerzen oder auch andere Erscheinungen wie ein Ziehen oder Jucken in den entsprechenden Körperteilen. Warum sollten dann extreme Gefühlssituationen nicht ebenso als »chinesisches Morsealphabet« im Gewebe abgespeichert sein? Beim Verzehr des Fleisches – speziell aus der Massentierhaltung – könnte dann dieses »Morsealphabet« im Bauchhirn des Verzehrenden entschlüsselt werden und dort auch

Freude oder eben meist doch eher Leid und Panik des betroffenen Schlachttiers in den Bauchhirngefühlsteppich »einweben«.

Das wäre natürlich einer der Hauptgründe dafür, wenn überhaupt, nur Fleisch »glücklicher« Tiere vom Biometzger zu essen. Aber wer kann schon mit Bestimmtheit behaupten, dass das Tier »glücklich« war, und vor allem, dass es auch »glücklich« gestorben ist? Gehen die Bio-Kühe und -Schweine nicht auch zum Schafott wie ihre industriell herangezogenen Brüder und Schwestern? Und selbst wenn das alles zuträfe, sollte sich jeder, der glaubt, ein Tierfreund zu sein, einmal überlegen, ob er dazu beitragen will, dass allein in der Bundesrepublik Deutschland jährlich acht Millionen Tonnen Fleisch (zur Verdeutlichung: acht Milliarden Kilogramm mit 1700 Tonnen Antibiotika) auf den Tisch kommen müssen. »Glücklich oder nicht« spielt für mich da keine große Rolle. Von den Problemen, die sich mit der Massentierhaltung für die Umwelt und die Welternährungssituation ergeben, will ich hier gar nicht erst anfangen ...

Symbolhafte Botschaften und deren Dechiffrierung übernimmt für gewöhnlich das Bauchhirn. Also öffnet das Bauchhirn damit auch Tür und Tor für kollektive Emotionen? Mag es durch eine wie auch immer geartete Verbindung zu einem transplantierten Organ oder durch den direkten Kontakt mit emotionsgeladenem Gewebe sein, wir wissen, dass das Bauchhirn sehr wohl in der Lage ist, unzählige Energien zu empfangen, zu speichern, aber auch zu senden.

Die Energien und Emotionen, die in diesen Geweben gespeichert waren, werden ebenfalls feinstofflich vom menschlichen Körper aufgenommen. Und diese Energie, die sich im

Fleisch der Tiere eingeprägt hat, beeinflusst bis zu einem gewissen Maß auch unsere Stimmung, unser Verhalten und unser Bewusstsein – und wenn es manchmal »nur« das feine Zünglein an der seelischen Waage ausmacht.

Normalerweise empfinden wir es nicht als grausam, Fleisch zu essen. Wir haben gelernt, uns von dem jeweiligen Tier, das wir gerade verspeisen, vollständig zu distanzieren. Das hat damit zu tun, dass wir den Schinken, die Salami oder jede andere Wurst isoliert betrachten und überhaupt nicht mehr mit dem Tier, von dem das Fleisch stammt, in Verbindung bringen.

Außerdem vergessen wir nur zu gern, wie diese Tiere in der Massentierhaltung und im Schlachthaus behandelt werden. Hätten wir den Mut und würden wir uns auch mal die Mühe machen, uns mit der Situation der Tiere zu befassen, würden wir wahrscheinlich sehr schnell komplett auf den Fleischverzehr verzichten. Das hätte – neben dem Rückgang der Massentierhaltung – auch noch den Vorteil, dass wir von der Aufnahme dieser negativen Emotionen geschützt wären.

Bei Menschen, die ihre Ernährung entsprechend umgestellt haben, zeigen sich meist relativ schnell auch Veränderungen in ihrem Gefühlsleben. Eine pflanzenorientierte Ernährungsweise hilft dabei, ausgeglichener, zuversichtlicher und friedfertiger zu werden. Zudem findet meist auch eine Horizonterweiterung statt, die eine wesentlich größere Lockerheit und Gelassenheit im Alltag nach sich zieht.

Das liegt daran, dass auch in Pflanzen Informationen gespeichert sind. Vorausgesetzt, die Pflanzen sind nicht mit Giften verseucht oder genmanipuliert worden, so handelt es sich bei diesen Informationen um die positiven Eigenarten und Informationen der Natur. Sowohl das Sonnenlicht, dem die Pflanze ausgesetzt ist, als auch das Wasser und die Nährstoffe, die die Pflanze über das Erdreich erhält, werden von unserem Körper aufgenommen. Auf diese Weise wird jede unserer Zellen mit positiver Energie versorgt.

Daher ist es längst überfällig, dass wir zu einer ganzheitlichen Sichtweise gelangen. Wollen wir für uns, unsere Kinder und unsere Kindeskinder eine lebenswerte Zukunft haben, dann müssen wir einen nachhaltigen Weg der Nahrungsmittelerzeugung unterstützen. Dazu gehört unter anderem eben auch die Einschränkung des viel zu hohen Fleischkonsums.

McCulloch drückte seine Besorgnis insbesondere über jene Menschen aus, die – aus welchen Gründen auch immer – keinen direkten Zugang zu frischen Produkten hätten oder die in Gebieten lebten, in denen es viele »verführerische« Fast-Food-Restaurants und Imbissketten gebe. In Wirklichkeit ist diese Sorge weitgehend unbegründet, denn noch haben die meisten Menschen die freie Wahl, wo und was sie essen möchten. An Fast-Food-Restaurants kann man schließlich jederzeit vorbeigehen oder -fahren – wenn man denn möchte. Andererseits gibt es auch Menschen, die in Pflege- oder Seniorenheimen leben. Nicht in allen dieser Einrichtungen wird auf frisch zubereitete Speisen aus hochwertigen biologischen oder zumindest nur aus frischen Lebensmitteln Wert gelegt, das liegt aber auch häufig an einer völlig verdrehten Kosten-Nutzen-Rechnung der entsprechenden Einrichtungen. Frisch zubereitete Speisen aus natürlichen Rohstoffen sind mit ein bisschen Fantasie und gutem Willen wesentlich günstiger als vorgefertigte Nahrungsmittel.

Nahrungsmittelintoleranz und Psyche

Da der Effekt eines Nahrungsmittels mit der Psyche zusammenwirken kann, ist es sicher kein Zufall, dass eines der ersten Bücher über das Thema »Nahrungsmittelintoleranz« von einem Psychiater verfasst wurde. Die Psychiater haben vielleicht auch als Erste die Wichtigkeit der richtigen Nahrung und die Tragweite der Nahrungsmittelunverträglichkeit als spürbares Warninstrument der Seele auf den menschlichen Körper erkannt.

In diesem Zusammenhang müssen wir aber betonen, dass hier mit »Unverträglichkeit« oder »Intoleranz« nicht das Gleiche wie mit »Allergie« gemeint ist. Zweifellos könnte auch die Allergie dennoch Wurzeln in der Tiefe der Psyche haben und somit der sogenannten psychosomatischen Medizin zuzuordnen sein.

Obwohl die Diagnose der Intoleranz eines bestimmten Nahrungsmittels vorliegt, ist es wie gesagt häufig gerade genau das Nahrungsmittel, das besonders bevorzugt wird und für unser Empfinden fast unersetzlich ist. Es besteht eine »Unverträglichkeit« und gleichzeitig eine ausgeprägte Vorliebe für dieses bestimmte Nahrungsmittel, das fast zu einer Art wirklicher »Droge« geworden ist und wie bei Drogen eine Art von Abhängigkeit produziert. Dies kann zeigen, dass die Nahrungsmittelintoleranz keine rein körperliche Beschwerde ist, wie es irgendeine eindeutige Allergie sein könnte, die nach Einnahme der verantwortlichen Substanz in kurzer Zeit eine bestimmte Symptomatik hervorruft. Der oder die Auslösefaktoren können somit vollkommen verschiedenartige Gründe haben. Es ist folglich eine »Absprache« beider Gehirne, die die Krankheit »zulassen« und »pflegen«. Wie schon gesagt, werden die Informationen zum jeweiligen Nahrungsmittel so fest ins Gedächtnis des Bauchhirns eingeprägt, dass es bereits beim Verzehr kleiner Mengen eben dieses Nahrungsmittels zu diversen Störungen im gesamten Organismus kommen kann.

WENN DER AUSLÖSER PSYCHISCH IST: FALLBEISPIEL EINER 34-JÄHRIGEN PATIENTIN

Eine Frau litt seit einigen Jahren an Panikattacken, verschiedenen Neurosen und Hauterscheinungen. Nach mehreren Untersuchungen wurde bei ihr eine Unverträglichkeitsreaktion auf Weizen entdeckt. Als sie erfuhr, dass sie alle Nahrungsmittel, die Weizen enthalten, rigoros absetzen musste, wehrte sie dies zuerst heftig ab. Da es aber der einzige Weg war, um zu genesen, befolgte sie dann doch die Ratschläge zähneknirschend und setzte alle Nahrungsmittel ab, die Weizen enthalten.

Eine genauere Abklärung ihrer Vorgeschichte zeigte dann, dass die Patientin im Alter von vier Jahren, während sie einen Teller voll Teigwaren aß, einen sehr heftigen Streit ihrer Eltern miterleben musste, der dann als Gipfel monatelanger Auseinandersetzungen letztendlich auch zu deren Scheidung führte.

Von diesem Moment an brachte sie jedes Mal beim Verzehr von Weizenprodukten diese unbewusst in Verbindung mit Ärger, Streit, Geschrei und dem Stress der durchlebten Angst, und so wurde der »Weizen« als bedrohliche Gefahr tief ins psychische Gedächtnis, sprich Bauchhirn, »eingebrannt«. Aber ohne sich dieser Verbindung bewusst zu sein, verzehrte Sie trotzdem ausgesprochen viele Weizenprodukte. Als ihr der Zusammenhang klar wurde, verschwanden die Weizenunverträglichkeit und sämtliche Symptome binnen kurzer Zeit und tauchten auch nicht wieder auf.

Nicht immer ist es möglich, ein Problem exakt zu erkennen und an der Wurzel zu packen, und man muss auf ein identifiziertes Nahrungsmittel nicht zwangsläufig »das ganze Leben« verzichten. Es ist auch nicht gesagt, dass es immer erforderlich ist, bis zur Wurzel des eigentlichen Problems zu gelangen. Nachdem man die Zusammenhänge bei einer Nahrungsmittelunverträglichkeit im Prinzip erkannt hat, ist es möglich, sie mit unterschiedlichen Methoden zu beseitigen, zum Beispiel mit kinesiologischen Techniken (Muskeltest). Dabei wird mithilfe der Muskelkontraktion überprüft, wie man auf bestimmte Einflüsse reagiert. Eine andere, immer wieder sehr wirksame Methode, seiner Nahrungsmittelunverträglichkeiten »Herr« zu werden, ist, mal eine Weile zu fasten oder eine gezielte Reduktionskost mit anschließendem vorsichtigem Nahrungsaufbau durchzuführen.

Eine weitere »Technik«, die auf etwas komplexere Weise die Psyche in den Heilungsprozess mit einbezieht, ist die Imagination.

In der Ruhe liegt die Kraft (der Imagination)

Die Erde öffnet sich einladend unter mir. Ich gleite sanft tiefer und tiefer ins Erdreich hinein. Irgendwann einmal werde ich vorsichtig am Boden inmitten von einer grünen Wiese abgesetzt.

Weit über mir kann ich die Sonne sehen. Es ist so still und friedlich hier, ich bin allein, und ich genieße die Ruhe. Ich fühle, wie mein Körper mit jedem Atemzug immer leichter und leichter wird und Spannungen abfallen. Aus der Ferne kommt eine alte Frau mit schlohweißem schulterlangem Haar auf mich zu.

Sie ist mir freundlich gesinnt, und sie winkt mir zu. Die alte Frau steht an meiner Seite und lächelt abwartend. Ich schaue in ihr Gesicht, und sie zeigt nach vorn und nickt nur, so als wolle sie sagen:»Hab Vertrauen und geh.« Vor mir öffnen sich drei Wege, und ich höre sie nur zwei Worte flüstern:»Aurea mediocritas«, aber ich brauche gar nicht zu wissen, was sie damit ausdrücken wollte, ich weiß es auch so. Ich gehe zum»goldenen Mittelweg«, drehe mich noch einmal zu der alten Frau mit dem langen, weißen Gewand um, sie hat ihre Hand zum Abschied erhoben und lächelt mir zustimmend zu, dann verschwindet sie langsam wieder, und ich bleibe mit einem guten Gefühl zurück.

Ich öffne die Augen. Die Kirchturmglocke läutet und ruft ihre Schäflein zur Frühmesse. Da fällt es mir wieder ein. Es ist Sonntagmorgen. Alles schläft noch. Ich lächle entspannt, stehe auf und gehe zufrieden in die Küche, um das Frühstück vorzubereiten.

»Aktive Imagination« nennt sich dieses Abenteuer, das ich über mein Bauchhirn erlebte. Der Begriff leitet sich ab vom lateinischen Verb *imaginari*, was so viel heißt wie »sich vorstellen, bildlich, anschaulich machen, ersinnen«. Ein großer Teil psychischer und physischer Probleme lässt sich auf diese Art und Weise aus der Welt schaffen. Andere Techniken, um das bewirken zu können, gibt es zuhauf: Hypnose, neurolinguistische Programmierung (NLP), die Autosuggestion – auf die wir weiter unten noch näher eingehen werden – wie autogenes Training, Yoga, Psycho-Kinesiologie, Verhaltenstherapie, Traumatherapie, Familienaufstellung oder Sandspiele. Manche eignen sich dazu besser, manche weniger gut. Es sind Möglichkeiten, auch unterschwellig glimmenden Bedürfnissen, die vom Kopfhirn nicht wahrgenommen werden wollen, mehr Aufmerksamkeit zu schenken.

Ich liebe es, in die innere bildhafte Erzählwelt einzutauchen, was mir symbolisch zeigt, wie ich am besten mit meinem Leben umgehen sollte. Wiederentdeckt hat diese Methode, sich unbewusstes Wissen bewusst zu machen, der Schweizer Psychotherapeut C. G. Jung. Generationenlang praktiziert von verschiedenen Religionen und spirituellen Traditionen der ganzen Welt, war sie in Europa ebenfalls sehr lange fast verdrängt und nahezu vergessen worden.

Die Technik ist im Grunde ganz einfach. Und jeder kann sie erlernen: Ein Problem wird durchdacht und gleich wieder vergessen. Man sucht sich seine Entspannungsposition in einer ruhigen, ungestörten Umgebung, schließt die Augen, entspannt sich, konzentriert sich auf seinen Bauch und versucht, das Kopfhirn auf »nichts denken – nur empfinden« zu schalten.

Das ist der ganze Trick: Man darf nichts mehr wollen, nichts mehr denken, sollte dennoch für die Dinge, die da innerlich geschehen, offen sein und sich dem ersten Bild hingeben, das dann aus dem Bauchraum heraus auftaucht. Ich weiß, das ist trotz aller Einfachheit leichter gesagt als getan; aber wenn es nicht auf Anhieb klappt, störende Gedanken fernzuhalten oder wegzuschalten, dann wiederholen Sie doch einfach mit jeder Einatmung innerlich die Worte »Nichts denken« und mit jeder Ausatmung »Nur empfinden«. Sie werden merken, wie sich langsam eine angenehme Ruhe in Ihnen ausbreitet. Beim einen geht es sehr schnell, und der andere muss da vielleicht ein wenig üben, aber allein diese Beschäftigung mit Ihrem Bauchhirn wird schon positive Ergebnisse bringen. Vielleicht träumen Sie ja dann in der Nacht etwas intensiver, oder Sie werden etwas sensitiver auf die Geschehnisse des Alltags achten ... aber finden Sie das selbst heraus.

Bildhafte Geschichten sendet uns das Bauchhirn laufend. Tagsüber stören sie jedoch häufig oder werden erst gar nicht weiter beachtet. In der Nacht, beim Schlafen, kommt endlich die hochaktive Zeit des Bauchhirns, das nur auf den richtigen Zeitpunkt zu warten scheint, um sich über unsere unbewussten Bedürfnisse und Probleme notfalls durch verschlüsselte Symbole via Träume bemerkbar zu machen.

Das Bauchhirn ist ja unsere natürliche Antenne zu einer wirklich jedem Menschen zugänglichen Informationsquelle, die wir »Intuition« nennen. Es hat also einen direkten Zugang zu anderen Ebenen, die unserem Bewusstsein im Normalfall unzugänglich bleiben. Das Bauchhirn mit all seinen sensiblen Ausläufern bildet letztendlich einen Schnittpunkt zwischen Unterbewusstsein, kollektivem Unbewusstem und der Welt, wie wir sie aus dem Wachbewusstsein kennen.

Eine Brücke zum Unterbewusstsein und damit auch zum Bauchhirn bildet die Sprache der Träume. Um das »chinesische Morsealphabet« der Bauchhirnsprache zu verstehen, sollten wir also einmal einen kurzen Blick in die Traumsymbolik werfen.

Träume – Signale aus dem Bauchhirn

Für die Traumdeutung sind die Traumsymbole sehr wichtig, also Gegenstände oder Situationen, von denen man träumt und/oder die in einem oder auch mehreren immer wiederkehrenden Träumen erscheinen. Ohne die persönlichen Lebensumstände zu kennen, zu denen die Symbole in einem Bezug stehen könnten, ist eine Traumdeutung allerdings nur sehr schwer und auch nur oberflächlich möglich.

In der Antike wurde den Träumen eine göttliche oder dämonische Quelle zugeschrieben, die dem Menschen auf diesem Wege eine Botschaft von den Göttern übermitteln sollte. So weit wollen wir aber nicht gehen. Ich persönlich bezeichne Träume als Mitteilung unseres Bauchhirns an unser Kopfhirn mittels Symbolen: manchmal verworren, weil wir ihre Bedeutung nicht verstehen, manchmal bezogen auf ein Thema, das aktuell zu sein scheint, manchmal vielleicht auch vergangenheitsbezogen, was uns nur sagen will, dass »da unten im Kellergewölbe« noch unerledigte Dinge auf uns warten.

Träume können ein besseres Verständnis über Ängste, Befürchtungen und die Art und Weise geben, wie man die Welt um sich herum sieht. Sie können auch dazu beitragen, Lösungen für ungelöste Probleme zu bringen, Hilfestellung bei der Heilung von Krankheiten leisten oder uns ganz einfach nur vor einer Situation, einer Person oder einer Entscheidung warnen.

Zu hinterfragen, was ein Traum in der momentanen Situation bedeutet und was er uns sagen will, kann demnach äußerst sinnvoll sein, um mehr über das eigene Leben zu erfahren. Wichtige Entscheidungen aus der Vergangenheit oder auch zukünftige können damit von mehreren Seiten betrachtet werden. Viele Therapeuten und Forscher glauben, dass Träume als ein wertvolles Instrument verwendet werden können, um das Leben zu verbessern. Egal, ob man gerade in einem Segelboot mit schwarzen Segeln sitzt, immer wieder in derselben Höhle hockt oder läuft und läuft und läuft und doch nicht vom Fleck kommt oder man das Gesicht seiner verstorbenen Mutter wieder und immer wieder im Traum vor sich sieht – man sollte immer dafür sorgen, den jeweiligen Traum mit Datum versehen kurz aufschreiben zu können, denn meist sind sie in kurzer Zeit wieder vergessen. So hat man die Möglichkeit, sie später zu analysieren und darauf zurückzugreifen, wenn sich Traumbilder wiederholen.

Intensiver sind Träume, wenn wir uns mit einem vollen Bauch zum Schlafen niederlegen, wie viele berichten. Vielleicht hat das auch damit zu tun, dass dadurch mehr physischer Druck der Nahrung in den Magen- oder Darmwänden auf das Nervengeflecht des Bauchhirns ausgeübt wird. Ein Hinweis darauf, dass Träume ein symbolisches »Produkt« des Bauchhirns sind und dass eine optimale Arbeit des Bauchhirns nicht zuletzt von dem Zustand seiner Eingeweide abhängt. Auffallend oft kann man auch beobachten, dass die Träume zu Beginn einer Darmsanierung noch mit düsterer Stimmung und in Schwarz-Weiß ablaufen und mit zunehmender Genesung wieder fröhlicher und bunter werden.

Der Traum wird oft als ein Mittel des Unbewussten gesehen, unverarbeitete Probleme oder Situationen nächtlich aufzuarbeiten. Ein gutes Beispiel sind Alb- oder auch Wiederholungsträume, die durch eine einschneidende oder immer wiederkehrende psychisch relevante Situation hervorgerufen werden. Das Bauchhirn schreit uns damit regelrecht an, will uns unbedingt etwas sehr eindringlich sagen. Diese Träume sind häufig auch richtungsweisend und damit auch

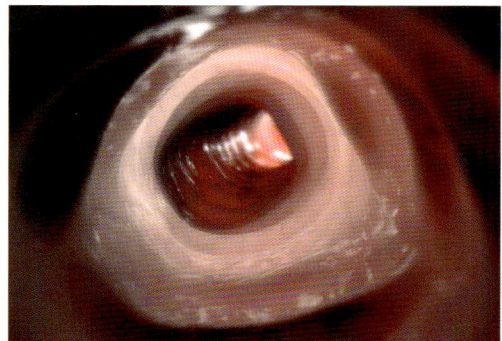

Bild 1: Menschlicher Darm, Querschnitt. Grauer Ring: Darmhirn-zone.

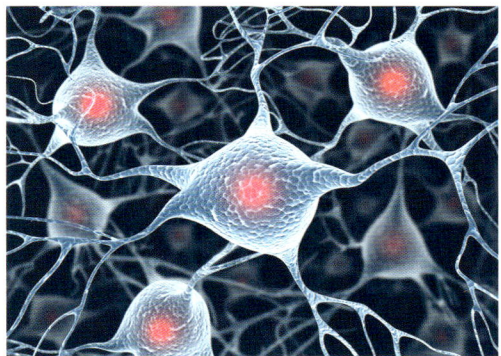

Bild 2 (links): Nerven-geflecht, grafisch dargestellt. Gehäuftes Vorkommen im Gehirn und im Darm.

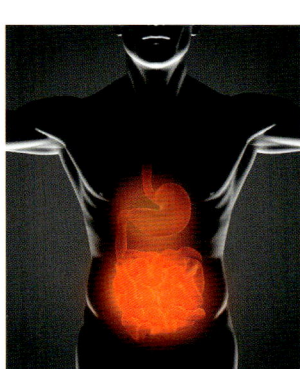

Bild 3 (rechts): Zentraler Wirkungsbereich des Bauchhirns.

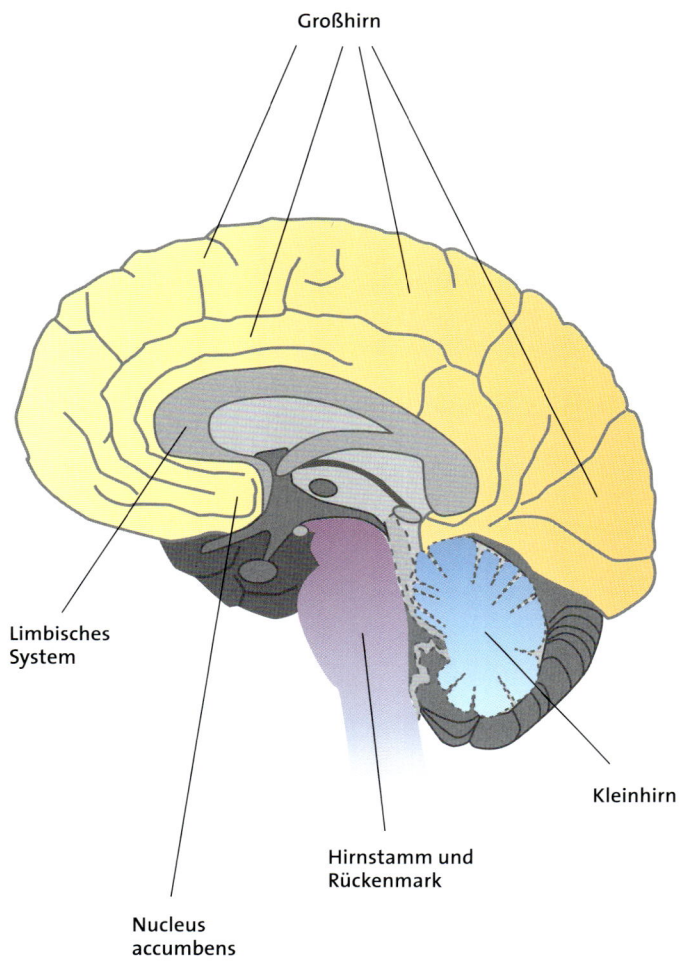

Großhirn

Limbisches
System

Kleinhirn

Nucleus
accumbens

Hirnstamm und
Rückenmark

Bild 4: Das Kopfhirn und seine Kooperationsbereiche mit dem Bauchhirn.

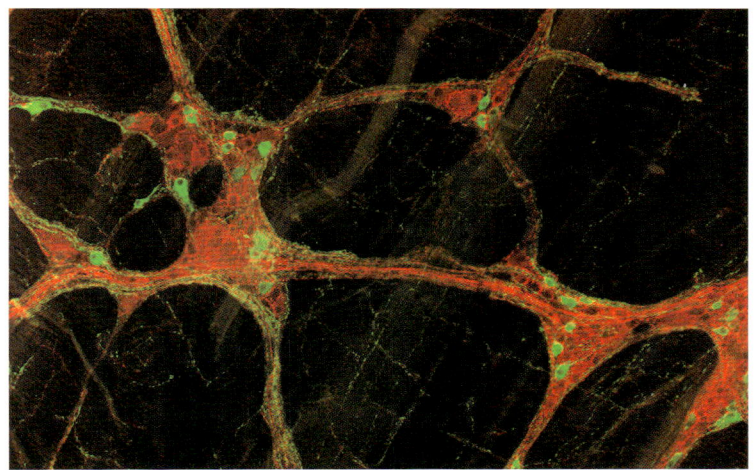

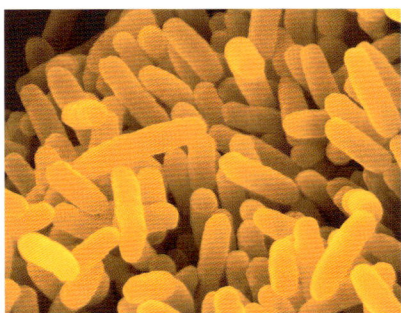

Bild 5 (oben): Elektronenmikroskopische Schichtaufnahme des Bauchhirns, Längsschnitt.

Bild 6 (links): Bacteroides. Bei gesunder Ernährungsweise die größte Gruppe der Darmbakterien. Vorkommen: Dickdarm. Hauptaufgabe: Eiweißverstoffwechslung.

Bild 7 (rechts): Firmikutes Die andere große Gruppe. Übermäßiges Vorkommen bei Übergewicht. Meist nur Symptom, selten Ursache. Vermehrung durch kohlenhydrat- und fettreiche Ernährung.

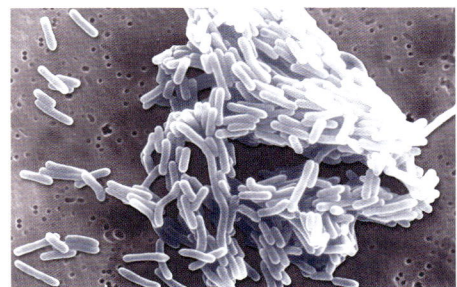

Bild 8 (rechts): Escherichia coli
Es gibt hier solche und solche
Spezies ... Die uns wohlgesinnten
E. coli sind zwar zahlenmäßig
unterrepräsentiert, haben aber
die wichtige Aufgabe, als Polizei
eine Fremdkeimbesiedlung
(Infektionen) zu verhindern.

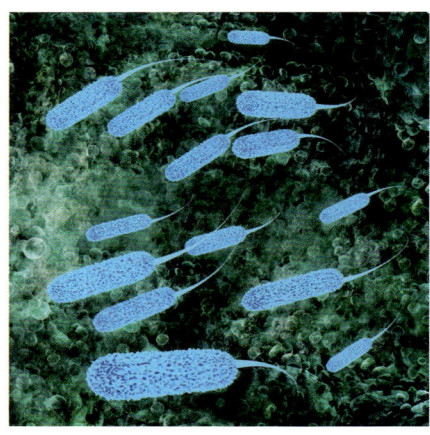

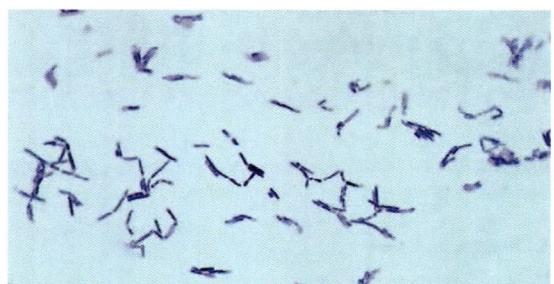

Bild 9 (links): Laktobakterien
Vorkommen: In der
Mundschleimhaut,
im Dick- und Dünn-
darm und in der
Vagina der Frau.
Aufgaben ähnlich
denen der E. coli.

Bild 10 (rechts): Bifidobakterien
Nestvorbereiter mit
Pioniertätigkeiten,
um nach Krankheiten
oder Antibiotikagabe
wieder eine funktionie-
rende Bakterienflora
herzustellen.

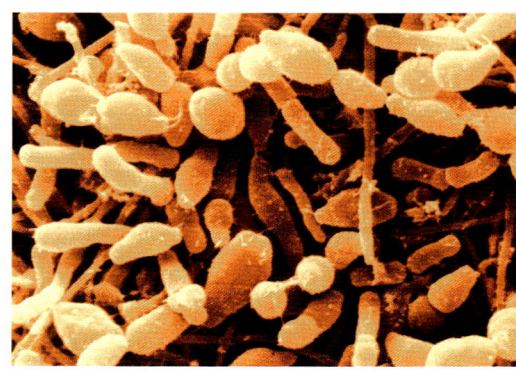

richtungsentscheidend. Allerdings bedingen solche Träume auch oftmals eine Vergangenheitsbewältigung, denn der oder die Auslöser liegen in der Regel weit zurück.

Einer meiner Patienten aus Vorarlberg befand sich in Behandlung wegen einer jahrelang anhaltenden Verstopfung des Darms. Neben dieser Symptomatik hatte der junge Mann seit der Kindheit einen starken Sprachfehler. Wenn er den Satz »Ich gehe jetzt nach Hause« sagen wollte, brachte er nur »I eh es ah auhse« heraus. Jahrelange Sprachtherapien hatten ihm nicht weiterhelfen können, und in der Schule wie später auch im Beruf und in seinem Privatleben hatte er stets sehr darunter gelitten. Da er auch noch Dialekt sprach, verstand ihn außer seinen Eltern kaum jemand richtig. Er allerdings verstand alle anderen problemlos. Während der Darmsanierung bei meiner Frau kam auch die Rede darauf, dass er immer wiederkehrende Träume hatte, in denen er sich verfolgt fühlte und wegzurennen versuchte, aber an mehr konnte er sich nicht mehr erinnern.

Wir besprachen das miteinander, und ich schlug vor, dass wir versuchen sollten, der Ursache durch Hypnose näherzukommen. Er willigte ein. Gesagt – getan. Am folgenden Tag führte ich eine Hypnose durch.

Der junge Mann ging fast von allein in die Vergangenheit und wurde auf einmal unruhig. Als ich ihn wieder in die Wirklichkeit zurückholte, erklärte er mir, dass da irgendetwas in seiner frühen Kindheit war, was ihm enorm Angst machte.

Auf Nachfrage bei seinen Eltern erzählten sie ihm, dass er im Alter von drei Jahren von einem Traktor erfasst und überrollt wurde, aber körperlich unversehrt wieder aufstand.

Erst viel später fiel ihnen der Sprachfehler auf, den brachten sie aber nicht mehr mit dem Traktorunfall in Verbindung. Da war es also, das Problem.

Ich führte ihn vorsichtig und immer näher an das Geschehen zurück, bis sein Unterbewusstsein nach einigen Sitzungen signalisierte, dass es jetzt mit dem Unfall »im Reinen« sei.

Das Interessante daran war, dass er seit der letzten Sitzung schlagartig einwandfrei und ohne den geringsten Sprachfehler sprechen konnte und sich seine Verstopfung auch »in Luft aufgelöst« hatte.

Wir hatten noch lange miteinander Kontakt, und er war endlich von einer lange währenden Last befreit und blühte regelrecht auf.

In diesem »Idealfall« – nicht alle Probleme lassen sich so relativ leicht und schnell lösen – ist, was übrigens sehr oft geschieht, ein physischer Schock (Unfall) die Ursache für eine psychische Blockade (Stottern und Verstopfung) gewesen. Da das Bauchhirn ja weder Zeit noch Raum kennt, hat es diese Blockade, die es durch den Unfall aufgebaut hat, jahrzehntelang bis zu ebenjener Hypnose nicht aufgelöst.

Eine weitere Variante von Träumen, die auch häufig vorkommt, ist der kompensatorische Traum bei Menschen, die verhältnismäßig stark in einem Extrem leben. Eine Deutungsmöglichkeit: Sofern die »dunkle Seite« nicht oder nur ungenügend zu ihrem Recht kommt, träumt man häufig diesen Traum, um der Gefahr von Süchten oder Triebtaten zu entgehen.

Wenn die Grundeinstellung des Bewusstseins zum Leben besonders einseitig ist, kann der Traum C. G. Jung zufolge die andere Seite der Waagschale einnehmen. Die Eigenständigkeit des Unbewussten tritt in Funktion und schafft sozusagen ein Pendant zum tatsächlichen Lebensstil in Form von Träumen, damit wir nicht seelisch verhungern. Wenn durch den Traum eine vollkommene Gegenwelt geschaffen wird, ist der bisherige Lebensstil höchstwahrscheinlich sehr bedenklich, und man sollte sich einmal Gedanken darüber machen und seine Art zu leben überprüfen. Jung zum Beispiel erzählte in diesem Zusammenhang von einer puritanischen Aristokratin, die immer wieder von »schmutzigen Fischweibern« und Prostituierten träumte. Wenn man in der Mitte seiner eigentlichen Bedürfnisse lebt, lebt man gemäß den Gesetzen seines Bauchhirns: weg von allen Extremen. Und damit ist man in aller Regel auch im Reinen mit sich selbst. Das Bauchhirn ist hier sozusagen unsere innere richterliche Instanz und unser Gewissen, wenn es uns denn plagt – und der Gerichtsvollzieher.

In jedem Traum können archetypische, das heißt allgemeingültige Seelenbilder auftauchen. Ein schwarzes Segel auf einem Boot, das auf uns zukommt, verheißt in der Regel nichts Gutes, vor allem dann nicht, wenn der Traum öfter vorkommt. Dasselbe gilt für eine Situation, in der wir uns selbst in dem Boot befinden – im Gegensatz dazu ist die Gefahr vorbei, wenn sich das Boot von uns entfernt oder wenn die Segel plötzlich weiß sind. Nun, es gibt mindestens genauso viele Erklärungen, wie es Träume gibt.

Ein Traum kann uns warnen, helfen, tadeln, bestätigen, er kann sich auch nur auf einer »Spielwiese« befinden, die unserem Inneren die Möglichkeit gibt, »sich einfach mal austoben«, wie im Falle des kompensatorischen Traums. Das allerdings kann dann ein Traum entweder von geringer oder auch sehr großer Wichtigkeit sein, je nachdem, ob er nach einem Mal nicht mehr auftaucht oder immer wiederkehrt.

Wenn das Bauchhirn allerdings auf Bilder zurückgreift, die im Stammhirn gespeichert sind, also in dem Gehirnbereich, in dem wir unsere ganze Menschheitsentwicklung verankert haben, so will uns der Traum auf diese Weise etwas Allgemeingültiges mitteilen. Träume, die über diesen Teil geleitet werden, kommen aus dem kollektiven Unbewussten, sind Offenbarungen aus der weiter zurückliegenden Vergangenheit und zeugen von einer längst vergangenen, aber nicht vergessenen Weisheit aus dem archaischen Gestrüpp alter Wahrheiten, die über die Vergangenheit und die Gegenwart hinaus auch für die Zukunft gelten.

Beispiele für solche Träume sind etwa Begegnungen mit alten Männern oder Frauen, die erscheinen und wieder verschwinden, archetypische Symbole wie Sonnenräder, Kreuze, Bäume, Wasser oder Feuer, aber auch Wanderungen in anderen Ländern oder zu Zeiten, die man nicht erlebt oder an die man nicht bewusst gedacht hat.

Hier traut sich Jung noch einen Schritt weiter, als es rein wissenschaftlich gewünscht wird: Er hatte in seiner Traumarbeitserfahrung häufig mit Fällen von Vorhersageträumen zu tun. Sicher bewegt man sich damit auch in den parapsychologischen Bereich hinein, aber wir können unser ganzes Leben, gerade was den Menschen angeht, nicht nur *evidence-based* aufbauen, sondern ich halte mich da lieber an Shakespeare, der im »Hamlet« den so oft zitierten Satz »Es gibt mehr Dinge zwischen Himmel und Erde, als Eure Schulweisheit sich träumen lässt« für die Ereignisse formuliert, die sich dem Wissenschaftlichkeitsnachweis hartnäckig entziehen und dennoch real erfahrbar sind.

Jung beschreibt einen Fall, in dem ein »Workaholic«, wie wir heute sagen würden, ihn wegen Unwohlseins aufsuchte. Dazu sieht er in den Träumen dieses Mannes, von denen einer von einem zu schnell fahrenden Zug handelt, der aus den Schienen (aus der Bahn) geworfen wird, einen Warnhinweis des Unbewussten, kürzerzutreten und mit dem bisher Erreichten zufriedener zu sein. Der Patient hielt sich nicht an den Rat und erlitt letztlich eine private und berufliche Katastrophe.

Synchronizität, die Hupe des Schicksals

Sie versuchen sich gerade zu entspannen und können sich nicht konzentrieren, weil draußen ständig jemand mit einer Säge sägt, Kinder spielen, Ihre Nachbarin das Radio mit Oldies aus den Sechzigern auf »mitteilsame« Lautstärke gedreht hat und aus voller Kehle mitsingt, Ihr Kopf oder Ihr Rücken schmerzt – und all das Sie nicht zu Ruhe kommen lässt? Was könnte das bedeuten? Vielleicht sollten Sie es sich angewöhnen, lieber einen Spaziergang im Wald, durch die Felder am Fluss oder am See zu machen, anstatt zu Hause zu entspannen. Oder gehen Sie doch am nächsten Tierheim vorbei und nehmen Sie sich einen Hund mit auf Ihren Spaziergang.

Manchmal sind solche Bilder oder Situationen aber auch gar nicht die Frage oder das Problem, sondern möglicherweise schon die Antwort auf die jeweilige Situation, sofern sie sich aus einer Synchronizität heraus entwickelt hat (nach den griechischen Wörtern *sýn* für »[gleichzeitig] mit« sowie *chronós* für »Zeit«).

Der Begriff und das Konzept der Synchronizität wurden ebenfalls von C. G. Jung in die wissenschaftliche Diskussion und Praxis der Psychotherapie eingeführt: Zeitlich zusammentreffende Ereignisse verbindet ein gemeinsamer Sinn, und sie entsprechen nicht dem Ursache-Wirkungs-Prinzip, sind also nicht durch einen erkennbaren rationalen Kausalzusammenhang bedingt. Was im Fachchinesisch als »akausale sinnvolle Koinzidenz« bezeichnet werden kann, sieht in der Praxis vielleicht so aus: Beim Aufräumen des Speichers fällt Ihnen durch »Zufall« ein Heft aus Ihren Schultagen in die Hände, am Abend ruft ein alter Schulkamerad an und will sich mit Ihnen treffen, weil er nach Jahren »zufällig« mal wieder in Ihrer Stadt ist, und am nächsten Morgen lesen Sie die Todesanzeige Ihres gemeinsamen Deutschlehrers in der Zeitung.

Wenn man bereit ist, einen persönlichen Sinn in seinem Alltagsgeschehen zu erkennen, sieht man in solchen Ereignisketten vielleicht einen Hinweis darauf, dass die Ursachen für ein aktuelles Problem beispielsweise in Zusammenhang mit der Schulzeit stehen könnten. Es kann aber auch weniger offensichtlich sein. Wenn so etwas passiert, »hupt« uns das Schicksal regelrecht an, um uns einen »Wink mit dem Zaunpfahl« zu geben.

Eine Synchronizität kann kurzfristig auch dann auftreten, wenn etwas Wichtiges im Leben ansteht, das eine Entscheidung erfordert. Es können auch zwei – jedes für sich betrachtet – unwichtige Ereignisse sein, die miteinander verknüpft dem Beobachter eine wichtige im Raum stehende Frage symbolisch beantworten.

Hierzu ein Beispiel: Ein Firmenchef zögert seit Wochen, sich mit einer anderen größeren Firma zusammenzutun.

Der Entscheidungszeitpunkt rückt näher, und er weiß nicht, was er unternehmen soll. Beim Blick aus dem Fenster entdeckt er einen Bussard, wie er sich anschickt, eine Taube zu schlagen, was ihm kurz darauf auch gelingt. Ein synchronistisches Zeichen? Je nach Sichtweise etwas brutal, egoistisch, einfach, an den Haaren herbeigezogen und nicht unbedingt kompatibel mit den allgemeinen Moralvorstellungen, sicher, aber auch das folgende Beispiel ist tatsächlich so oder so ähnlich schon häufiger passiert: Jemand kurz vorm Einchecken hat Flugangst und wird zusätzlich von Unruhe geplagt. Um sich abzulenken, besorgt er sich an einem Kiosk eine Tageszeitung. Als er sie aufschlägt, springt ihm als Allererstes der Artikel eines Flugzeugunglücks vom Tag zuvor ins Auge. Er tritt von seinem Flug zurück. Kurz danach erfährt er vom Absturz seiner Maschine.

Zufall, Glück, Bestimmung, Fügung? Spielt da etwa das Bauchhirn die entscheidende Rolle? Hat vielleicht die Synchronizität aus Gründen, die nur das kollektive Unbewusste kennt, in das Schicksal eingegriffen? Nach diesem Modell scheint die Synchronizität also zwischen dem »Inneren Ich« des (in diesem Falle) Bauch- und Kopfhirns und dem »Außen« (Kosmos, Umwelt) vermitteln zu wollen.

Solche Ereignisse finden vor allem dann statt, wenn es im Bauchhirn heftig brodelt und alle »Morsesignale« nichts geholfen haben. Schlechte Gefühle und Warnträume haben allesamt nichts bewirkt. Treten dann Synchronizitäten auf, so sind sie häufig mit Notwendigkeiten der Veränderung und Wandlung im Zusammenhang zu sehen. Manchmal hilft's eben nicht, zu klingeln – dann muss halt mal gehupt werden.

Wenn wir anfangen, Synchronizitäten in unserem Leben zu bemerken, ist dies ein Hinweis darauf, dass wir uns zu ändern beginnen, indem wir bestimmten Phänomenen gegenüber viel offener werden. Normalerweise werden die meisten Geschehnisse solcher Art als reine Zufälle abgewertet. Ähnlich wie beim Déjà-vu-Erlebnis (bei dem man das Gefühl hat, ein momentanes Geschehen habe man schon einmal erlebt) ist man zwar verblüfft, denkt aber nicht unbedingt weiter darüber nach. Erst wenn sich die Vorkommnisse auffallend häufen, sind wir eher dazu bereit, mehr zu hinterfragen und tiefer zu ergründen, zu entschlüsseln.

Es ist, als ob – sagen wir mal – in einer anderen Dimension eine Antwort, eine Art Bejahung, eine Bekräftigung erfolgt. Und damit ist man für Sekunden in einer simultanen Abgabe und Aufnahme von Energien eingebunden, und zwar in einem Vorgang, der uns »magisch« in dem Sinn erscheint, dass wir (noch) nicht verstehen, wie das möglich ist. Eine Schlussfolgerung wäre demnach, dass mit dem Beginn der Aufmerksamkeit auf synchronistische Ereignisse auch ein Beginn zum magischen Bewusstsein und Handeln vorliegen kann. Man ist dann bei jedem Vorhaben von vornherein offener und eher bereit, auf »Zeichen von außen« zu achten. Was immer das dann auch für ein Zeichen sein wird, hat unser Bewusstsein einen weiteren Schritt in Richtung Ganzheitlichkeit getan.

Um unsere Intuition dahin gehend zu stärken und den Blick für die manchmal subtileren Hinweise des Universums wie auch des Bauchhirns zu schärfen, ist es förderlich, wenn wir uns in einem entspannten, gelassenen Zustand befinden. Eine solche Gemütsverfassung können wir fördern, indem wir regelmäßig Meditations- oder Kontemplationstechniken anwenden, wie wir sie beispielsweise schon mit der Imagination beschrieben haben. Das effektivste Werkzeug, das man als Weiterführung der aktiven Imagination betrachten kann, ist aber die Autosuggestion, die wir nun ein wenig genauer betrachten wollen.

Autosuggestion

Es ist überhaupt nichts Mystisches oder »Esoterisches« an der Autosuggestion, auch nichts Gefährliches. Einige Formen wie zum Beispiel das autogene Training werden sogar von der Krankenkasse bezahlt oder zumindest gefördert. Richtig und zielgerichtet angewandt, kann Autosuggestion unser Leben nämlich nachhaltig und auf sanfte Weise zum Positiven verändern. Sollten Sie allerdings eine gewisse Hemmschwelle haben, begeben Sie sich am besten für den Anfang in die Hände eines erfahrenen Therapeuten, der Sie bei Ihren ersten Schritten begleiten kann.

Wohlfühlräume

Es ist eine aus der Seelenheilkunde (Psychotherapeutik) entwickelte Methode, durch gezielte Entspannungsübungen zu körperlichem und geistigem Wohlbefinden zu gelangen. Wer sie beherrscht, kann mit etwas Übung jederzeit und überall zwischendurch einfach mal minutenweise abschalten, um sich anschließend wieder mit umso mehr Gelassenheit seinen Alltagsproblemen zuzuwenden. Sie ist auch bei schwierigen Entscheidungsvorgängen sehr hilfreich, da man in dieser Phase durch die allgemeine Entspannung auch das Bauchhirn zusätzlich zurate ziehen kann.

ÜBUNG: AUTOSUGGESTION

Einleitung

1. Schaffen Sie sich ein entspannendes Umfeld. Es sollte Ihnen möglich sein, für etwa zwanzig Minuten ungestört zu bleiben. Es sollte keine störenden Geräusche geben wie Telefonklingeln oder Ähnliches. Entspannende, sanfte und leise Musik mit langsamem, beruhigendem Takt könnte hilfreich sein, vielleicht möchten Sie sich auch etwas schöne Musik mit Naturklängen auflegen? Ganz nach Ihrem Geschmack. Sie sollten sich wohlfühlen. Ob bei Kerzenschein oder einer abgedunkelten Tischlampe, bleibt Ihnen überlassen.

2. Welche Haltung Sie einnehmen, ist ebenso Ihre Sache, ob mit oder ohne Decke, auch. Beginnen Sie, wenn alles für Sie stimmt, sich ganz langsam einmal bewusst zu entspannen. Lassen Sie sich von nichts und niemandem abhalten. Der beste Zeitpunkt für den Beginn der Übungen ist dann, wenn alles andere noch ruht und Sie mit Ihren Gedanken vollkommen allein sind.

3. Schließen Sie die Augen und stellen Sie sich vor, dass ein leichtes Lüftchen Ihre Sorgen mit sich fortträgt. Ja, wenn nur alles so einfach wäre – ist es aber nicht immer. Vielleicht muss es auch ein stärkerer Wind sein oder fast schon Windstärke acht. Das bestimmen Sie ganz allein. Jeder hat da so seine eigene Ansicht über die Gewichtung seiner Probleme. Aber wenn man dann langsam das Empfinden dafür bekommt, beginnt man sich leichter und unbeschwerter zu fühlen, und man ist bald im genau richtigen Zustand, um mit der Autosuggestion zu beginnen.

4. Also fangen wir an, tief in den Bauch ein- und wieder auszuatmen. Wichtig: Versuchen Sie, über den Bauch und nicht über die Lungenmuskulatur zu atmen. Aber Sie sollten nichts erzwingen – lassen Sie Ihren Atem einfach fließen und atmen Sie weiter tief in den Bauch hinein und aus dem Bauch heraus.

5. Konzentrieren Sie sich auf Ihre Atmung. Stellen Sie sich vor, wie Sie bei jedem Atemzug ein Stück Entspannung einatmen. Sie können, wenn es Ihnen leichtfällt, der Luft beim Einatmen eine Farbe geben, das kann helfen, das »Einatmen« der Entspannung noch realistischer zu erleben. Sie können aber auch einfach ein Bild wählen, das Ihnen ein gutes Gefühl vermittelt. Wenn Sie möchten, können Sie die Entspannung auch durch formelhafte Suggestionen unterstützen, zum Beispiel: »Mit jedem Atemzug schwebe ich tiefer und tiefer in die Entspannung hinein.« Wenn Sie zusätzliche Suggestionen nicht mögen, lassen Sie sie. Probieren Sie einfach selbst aus, was Ihnen am besten liegt.

6. Nun können Sie sich noch darauf konzentrieren, wie Sie Ihre Verspannungen oder Schwere ausatmen, zum Beispiel: »Mit jedem Ausatmen entsteht immer mehr Leichtigkeit. Ich bin vollkommen gelöst, entspannt und leicht.« Konzentrieren Sie sich sowohl beim Einatmen auf den Vorgang der Entspannung sowie beim Ausatmen auf das Lösen der Verspannung.

Bereits jetzt können Sie ein wunderbares Gefühl der Leichtigkeit empfinden, wenn Sie das Ganze in sich wirken lassen und in sich hineinhorchen.

Genießen Sie den Zustand Ihrer ersten richtigen »Selbsthypnose«. Für den Anfang reicht das.

In den nächsten Minuten planen Sie im Kopf den kommenden Tagesablauf und das Wichtigste dabei: Handeln Sie auch danach und wenn Sie so wenig als möglich Stress haben wollen, lernen Sie, auch mal »Nein« zu sagen. Dann lassen Sie den Tag beginnen.

Und halten Sie es sich vor Augen: Es wird ein guter Tag!

Sollten Sie nach ein paar Wochen den Wunsch verspüren, noch tiefer zu gehen: Kein Problem, beginnen Sie sich einfach folgende sehr wirkungsvolle Weiterführungstechnik anzutrainieren:

Und weiter geht's

7. Sie haben wieder Ihre bequeme Position eingenommen: Vor Ihrem inneren Auge führt eine Treppe nach unten. Sie gehen diese Treppe hinunter und zählen dabei die Stufen. Es sind zehn an der Zahl.

8. Wenn Sie an der zehnten Stufe angekommen sind, öffnet sich Ihnen ein Raum, in den Sie eintreten. Es ist Ihr persönlicher Rückzugsraum. Sie schauen sich um. Sie haben den Raum selbst gestaltet. Sie lassen sich Zeit, bis Sie alles auf sich haben einwirken lassen. Dann begeben Sie sich zu dem Platz in dem Raum, der Ihnen am meisten Entspannung bietet.

9. Horchen Sie einmal in sich hinein, wo Sie sich am glücklichsten gefühlt haben. Versuchen Sie dieses Gefühl zu verstärken und mit einem Lichtkegel in Ihrer Lieblingsfarbe zu vereinen. Drehen Sie den »Lichtschalter« mal ordentlich auf und begeben Sie sich in dieses wunderschöne Licht hinein. Lassen Sie es einfach geschehen und erleben Sie, wie Ihr ganzer Körper sanft von einem ruhigen Glücksgefühl durchdrungen wird und Sie dabei enorm viel Energie tanken.

10. Dieser Ort ist Ihr Ort der Entspannung, des Glücks und des Energietankens. Von diesem Ort aus können Sie all das machen, was Sie schon immer machen wollten: reisen, wohin Sie möchten, wann Sie möchten. Wie schön Sie es haben, liegt einfach nur an Ihren Wünschen und an Ihrer Fantasie.

Vielleicht, wenn Sie sich in Ihrer Welt wohlzufühlen beginnen, wagen Sie sich etwas weiter hinaus in die Welt ihres zweiten Ichs. Denn da gibt es noch viele Räume, die es zu erkunden gilt, etwa den Raum des magischen Kubus, den Raum des Wüstenzeltes und den Raum des Baumes, nur drei, wenn auch wichtige Orte in unserem »Kellergewölbe«. Schauen wir uns diese Räume einmal an.

Der Raum des magischen Kubus

11. Sie betreten den Raum und sehen einen Kubus (Würfel). Merken Sie sich, wie Sie den Kubus sehen, seine Größe, seine Lage, seine Position, das Material, aus dem er besteht, die Farbe und was Ihnen sonst noch so auffällt.
12. Dann schauen Sie sich um, in der Nähe des Kubus ist eine Leiter. Aus welchem Material besteht sie und wie viele Sprossen hat sie, wie steht sie zu dem Kubus?
13. Sie lassen Ihre Augen schweifen, und jetzt tritt ein Pferd ins Bild. Gibt es daran etwas Auffälliges? Wie sieht es aus, welche Farbe hat es, ist es aufgezäumt oder frei und wie verhält es sich Ihnen gegenüber?
14. Sie blicken nach unten auf den Boden. Sehen Sie dort etwas? Es könnten prächtige Blumen sprießen, Palmen, Gestrüpp oder Disteln, ein Waldweg oder eine Autobahn, vielleicht auch etwas ganz anderes?

Zur Erklärung: Der Kubus sind Sie, wie Sie sich selbst sehen, fühlen und erleben. Das Pferd ist Ihr(e) Partner(in). Die Blumen sind Ihre Kinder, die Leiter Ihre Freunde, Verwandte oder Arbeitskollegen. Die Interpretation obliegt Ihnen selbst. Es kann allerdings äußerst interessant sein, den Kubus mit Personen Ihrer Wahl zu »ermeditieren« und danach eventuell einen Austausch darüber zu erleben. Denken Sie aber daran: Niemand hat recht oder unrecht, doch mit Sicherheit ergeben sich Dinge, die Ihnen einen neuen Blickwinkel eröffnen bei der Betrachtung Ihrer selbst wie auch der anderen (aus dem Buch *Der magische Kubus* von Annie Gottlieb [siehe Literaturverzeichnis]).

Der Raum des Wüstenzeltes

15. Der Vorhang öffnet sich, sobald wir vor dem Wüstenzelt stehen. Ein Wüstenzelt in der, sagen wir einmal, Sahara nimmt den Raum ein. Sie betreten das Zelt. Sie sehen eine Menge Dinge herumstehen, und ein Diener tritt auf Sie zu, zeigt auf eine große Truhe in der linken Ecke und sagt: »Öffnen Sie die Truhe, es ist Ihre Truhe mit Ihrem Namen drauf. Holen Sie alles heraus, was sich darin befindet, verankern Sie tief in sich, was Ihnen guttut, und trennen Sie sich von dem, was Ihnen missfällt. Die Sachen, die Sie nicht mögen, die Ihnen nicht guttun und die Sie auch nicht behalten wollen, stecken Sie in eine Mülltüte und entsorgen Sie draußen vor dem Zelt in einer bereitstehenden Mülltonne.« Dann verschwindet der Diener wieder mit einem freundlichen Lachen.

Zur Erklärung: Ihr Unterbewusstsein ordnet die gefundenen Gegenstände Personen oder Situationen zu, und Sie bringen das, was Sie belastet, von sich weg. Wenn Ihnen ein Symbol nicht gleich auf Anhieb verständlich ist, können Sie auch in sich nachfragen, was es bedeuten soll. Wichtig ist nur, dass zwischen den einzelnen »Müllentsorgungen« eine gewisse Zeit vergeht.

Der Raum des Baumes

16. Er ist die Kraftzentrale, unsere Lebensenergie: Wie sieht unser Baum aus? Lässt er seine Blätter hängen oder verfärben sie sich, ist er gleichmäßig gewachsen oder hat er tote Äste?
17. Stellen Sie sich Ihren Baum vor und fragen Sie ihn, zu welchem Bereich Ihres Lebens auch die eventuell toten Äste gehören. Braucht unser Baum vielleicht Energie oder Zuwendung von uns?
18. Wir können unseren Baum auch bitten, uns Energie zu geben. Er wird sie uns nicht verweigern, wenn wir ihn öfter besuchen kommen. Denn bei jedem Besuch erhält er auch wieder Energie von uns.

In der Kontinuität liegt der Erfolg

Schon nach den ersten Autosuggestionen werden Sie ein kraftvolles und entspanntes Gefühl in Ihrem Körper bemerken. Je öfter Sie mit dieser Technik arbeiten, desto wirkungsvoller kann dieses Gefühl werden.

Es ist wichtig, Konstanz in den Ablauf zu bringen, sonst nutzt das Ganze nichts. In der Kontinuität liegt auch die Wurzel des Erfolgs.

Fangen Sie am besten mit den Punkten 1 bis 6 an und heben Sie sich die intensivere Methode (1 bis 10) so lange auf, bis Sie ausreichend Training haben und Punkt 1 bis 6 sich von ganz allein bis zum Zustand der vollkommenen Entspannung und Ruhe einstellt. Um sich wieder herauszulösen, gehen Sie wie folgt vor.

Sprechen Sie innerlich zu sich selbst: »Ich werde nun ganz langsam wieder aufwachen und gehe die Treppe wieder nach oben. Wenn ich auf der drittletzten Treppe angelangt bin, zähle ich von der Treppe drei bis zur Treppe eins und öffne bei der Zahl eins frisch und entspannt die Augen.« Dann recken Sie Ihre Arme nach oben, öffnen und schließen drei-, viermal die Augen, und Ihre beiden Hände öffnen und schließen Sie parallel zu den Bewegungen Ihrer Lider.

Dazwischen können Sie sich selbst autosuggestive Sätze sagen wie »Alles in mir läuft ruhig und harmonisch ab« oder »Ich bin vollkommen ausgeruht und entspannt«.

Dann öffnen Sie Ihre Augen ganz. Lassen Sie sich noch ein, zwei Minuten Zeit, bevor Sie aufstehen – Sie werden sich dann absolut wohl, frisch und ausgeruht fühlen.

Ein kleiner Kurzurlaub zwischendurch

Mit der Autosuggestion erreichen Sie die Tiefe, die Ihr »Kellergewölbe« für wichtig erachtet, meistens bis zu einer leichten bis mittleren Trancetiefe. Lassen Sie den Prozess ganz einfach geschehen und versuchen Sie nicht mit Gewalt, tiefer zu gelangen (was übrigens häufig auch gar nicht erstrebenswert oder notwendig ist).

Im Folgenden finden Sie noch zwei Möglichkeiten, wie Sie die »Zeit in der Tiefe« zusätzlich gewinnbringend nutzen können.

ÜBUNG: DIE REISE AN IHREN LIEBLINGSORT

Nutzen Sie die oben beschriebene Technik, um sich selbst in einen Trancezustand zu versetzen. Machen Sie sich anschließend Ihren Lieblingsort vor Ihrem inneren geistigen Auge so richtig lebendig: Sehen Sie, riechen Sie, schmecken Sie die Umgebung, wie Sie sie lieben.

Stellen Sie sich einfach Ihren Ort vor. Mit ein bisschen Übung gelingt es Ihnen, egal, wo und wann Sie »abtauchen« wollen. Sie sollten nur bequem die Augen schließen können und sich den Ort vorstellen, an dem Sie sein möchten. Ein Klassiker: Sie können beispielsweise in einer wunderschönen Tropenidylle im warmen Sand liegen. Sie spüren die wohltuende Wärme und die leichte Meeresbrise, während die Sonne im Meer versinkt. Der sanfte Wind streichelt über Ihren Körper und Ihre Seele, und Sie fühlen sich wohl.

Nehmen Sie sich die Zeit, die Sie brauchen, um Ihren Lieblingsort so richtig auszukosten. Wenn es Ihnen Spaß bereitet, können Sie von dort aus auch Ihre Umgebung erkunden, Muscheln sammeln, an Blumen riechen und den Tieren zuhören. Alles bleibt Ihnen überlassen, niemand stört Sie dort. Aber Sie tanken dabei die Ruhe und Entspannung auf, die Sie meistens so dringend benötigen.

Der große Vorteil dabei: Ihr »Kellergewölbe« (sprich: Ihre Gehirnchemie, die neuronalen Pfade und Verbindungen, das Unterbewusstsein ...) macht keinen Unterschied zwischen tatsächlichen Erlebnissen und solchen, die Sie sich während der Zeit in der Tiefenentspannung lebendig vorstellen. Wenn Sie also aus der Autosuggestionsübung wieder ins Alltagsbewusstsein zurückgekehrt sind, ist die körperlich-seelische Wirkung so, als ob Sie tatsächlich gerade aus einem erfrischenden Kurzurlaub kämen. Sie fühlen sich in Ihrer Mitte.

Für die »goldene Mitte«, ein harmonisch funktionierendes Bauchhirn und unsere Psyche ist auch ein Organ maßgeblich, das in unseren Breitengraden vielfach unterschätzt, in anderen Kulturen aber nach wie vor gebührend geachtet wird. Die Rede ist von der Milz, deren Bedeutung wir im Folgenden einmal betrachten wollen.

Die Energie der Milz und das Bauchhirnäquivalent

Der Bezug zum Seelischen ist offensichtlich: In der Antike galt das Organ Milz als Sitz der Heiterkeit. Das Gegenteil, die Melancholie, wurde als Folge einer Fehlfunktion der Milz betrachtet. Auch die Hypochondrie schrieb man einer Fehlfunktion der Milz zu.

In der Renaissance galt die übertriebene Angst vor Krankheiten als typisches Leiden der Gelehrten – hervorgerufen durch zu viel Sitzen, wodurch die Milz, wie man dachte, auf Dauer zu stark eingezwängt sei.

Im Fernen Osten entwickelte sich unabhängig von unseren Gedankenmustern über das Bauchhirn eine eigene, etwas andere Lehre über die Körperenergien, und doch ist sie nicht so weit von unseren Überlegungen entfernt. An kaum einem anderen Körperteil lässt sich dies so gut verdeutlichen wie mit der Milz. Während das etwa faustgroße Organ früher auch in der europäischen Medizin eine große Bedeutung hatte, gilt sie in der modernen Schulmedizin bedauernswerterweise weder als lebensnotwendig noch als besonders aufregend. In der Traditionellen Chinesischen Medizin (TCM) hingegen spielt die Milz nach wie vor eine unverändert zentrale Rolle.

Aus Sicht der modernen Medizin ist die Milz wie gesagt kein besonders interessantes Organ. Es liegt im linken Oberbauch, links vom Magen und direkt unter dem Zwerchfell. Es hat für unseren Organismus dennoch mehrere wichtige Aufgaben zu erfüllen. Zum Beispiel übernimmt die Milz(energie) einen Großteil der Unterstützung für das Bauchhirn in Hinblick auf das Immunsystem. Wenn man es genau betrachtet, entspricht das Milzenergiesystem der TCM in vielen Punkten dem Bauchhirn, ist vielleicht sogar damit teilidentisch.

Es gibt in beiden Medizinrichtungen allgemeingültige Gesundheitstipps zur Stärkung der Milzenergie: nicht rauchen, Sport treiben, Alkohol nur in Maßen genießen, gesund essen. Da decken sich östliche und westliche Gedanken in der Gesundheitsvorsorge weitgehend. Auch die antike Vorstellung findet eine Entsprechung: Ist die Milzenergie intakt, so erfreut sich der Mensch eines heiteren Gemüts. Im gegenteiligen Fall verfiele man in Melancholie, Verdrießlichkeit oder Furchtsamkeit.

Wüssten wir insgesamt mehr über das kollektive Unterbewusstsein, dann ergäben sich noch ganz andere, bisher ungeahnte Möglichkeiten, das menschliche Potenzial viel stärker und zielgerichteter zu nutzen. Die Gehirnkapazität durch stetes Training zu erweitern ist gut und wichtig, ohne Zweifel, aber ohne seine Intuition und das dazugehörige »Kellergewölbe« im Bauchhirn mal so richtig zu entrümpeln und dann auszubauen, stehen die angehäuften Lernprozesse nicht nur auf tönernen Füßen, sondern zusätzlich sogar noch auf sandigem Boden. Der Volksmund sagt, Genie und Wahnsinn lägen dicht beieinander. Das trifft aber nicht zu, wenn das Bauchhirn mit einer ausgeglichenen Milzenergie von vornherein mit einbezogen wird. In welchem Maß ethische Grundsätze sowie die Unterscheidungsfähigkeit zwischen Gut und Böse, Recht und Unrecht die jeweiligen Entscheidungen beeinflussen oder nicht, bestimmt maßgeblich mit darüber, ob der Gipfel der Genialität erstürmt und beibehalten wird oder der frühzeitige Absturz schon programmiert ist.

In der chinesischen Erfahrungsheilkunde heißt es, Himmel (das »Schicksal« und die richtige Eingebung zur richtigen Zeit) und Erde (das sind wir und unser willentliches Tun) müssten sich einig sein. Das sei die Formel für jeden Erfolg. Die meisten von uns denken aber eher etwas wie: »Erde und Himmel sollten so funktionieren, wie ich mir das vorstelle.« Wenn wir unseren Kopf durchsetzen wollen, übersehen wir dabei gern, dass es noch ganz andere Faktoren gibt, die wir, sei es aus Ignoranz oder Unwissenheit heraus, nicht mitberücksichtigen. Und für genau diese Faktoren entwickeln wir mehr Sensibilität, und wir erlangen eine größere Sicherheit im Umgang mit ihnen, wenn wir für eine angemessene Beachtung und Kultivierung der Signale sorgen, die unsere Milzenergie alias unser Bauchhirn uns sendet.

Der Meridian der Milz ist mit dem Magen verbunden, und mit diesem besteht eine Innen-außen-Kopplung. Die Milz öffnet sich sozusagen in den Mund hinein. Die hauptsächlichen physiologischen Funktionen der Milz sind die Steuerung des Transports und der Umwandlung der Nahrungsessenz sowie die Kontrolle des Blutes und die Beherrschung der Muskeln. Die Funktion der Milz ist notwendig für einen guten Appetit, eine normale Verdauung und Nährstoffaufnahme sowie die ungehinderte Weiterleitung von Körpersäften. Da denkt man doch gleich an das, was wir schon über das Bauchhirn gesagt haben.

Eine Grundlage der TCM stellt die Lehre der »Fünf Elemente« beziehungsweise der fünf Funktionskreise dar (gemeint sind damit nicht die konkreten Elemente, sondern deren Energien, aber auch die entsprechenden Analogien). Bezogen auf die Anwendung in der Medizin wird jedem Funktionskreis sowohl ein Element – Holz, Feuer, Erde, Metall, Wasser – als auch ein Organ, ein bestimmter Geschmack, eine Gewebeschicht, aber auch eine psychische Eigenschaft zugeordnet. Die westliche Medizin wurde auch lange Zeit von der Idee der vier Elemente (Feuer, Wasser, Luft, Erde) bestimmt.

Die Milz steht für das Element Erde und für die Mitte, womit die Aufnahme, Aufspaltung, Resorption und Verteilung der Nahrung im Körper gemeint ist. Das kann aber auch symbolisch für mentale respektive psychische Prozesse aufgefasst werden. Mit der »Funktion der Milz« wird in der TCM der wichtigste Funktionskreis im menschlichen Körper geführt, was sich wiederum mit vielen Funktionen des Bauchhirns deckt. Mit dem Aufgabenbereich der »Milz« sind wir also genau genommen ein weiteres Mal beim Funktionskreis Bauchhirn gelandet.

Naheliegend ist damit auch die mit der Milz verbundene Verdauung besonders betroffen, wenn mit der Bauchmitte etwas nicht stimmt: Dann kommt es zu allerlei Verdauungsstörungen. Rund drei Viertel aller Krankheiten gehen der TCM zufolge auf eine »Schwäche der Mitte« zurück. Das ist auch der Grund, warum in der TCM und nicht nur da die richtige Ernährung für die körperliche und seelische Gesundheit so ausgesprochen wichtig ist.

Weil die Mitte aber auch zuständig ist für die Bereitstellung der täglichen Energie, sind auch Probleme des Immunsystems wie Allergien, Nahrungsmittelintoleranzen oder die Zunahme von Infektanfälligkeiten oft die Folge einer »Störung der Mitte«.

Wie jedem anderen Kreislauf auch ist der Energie der Mitte ein bestimmtes Körpergewebe zugeordnet, nämlich die Muskulatur und das Bindegewebe. Daher zieht eine schwache Milzenergie zum Beispiel auch eine Neigung zu Krampfadern nach sich. Ein starkes Bauchhirn respektive eine ausgeglichene Milzenergie hingegen verhindert eine übermäßige Gewichtszunahme, weil der Körper mehr Muskelgewebe statt Fett bildet.

Menschen, die über eine starke Mitte verfügen, werden als ausgeglichen, in sich ruhend, gesellig und genussfähig beschrieben. Eine schwache Milz hingegen, so heißt es, macht den Menschen nachdenklich, grüblerisch und depressiv. Eine jetzt überhaupt nicht mehr überraschende Überschneidung von Ost zu West im psychisch-emotionalen Bereich ...

Die ayurvedischen Doshas

Auch die Gesundheitslehre des Ayurveda darf bei diesem Themenkreis natürlich nicht hintanstehen: Lassen Sie uns – wo wir grade dabei sind und uns in fernöstlichen Gefilden tummeln – doch noch einen kurzen Ausflug in die altindische Volksmedizin machen.

Es sind hier zwar ähnlich der westlichen (vier) und der fernöstlichen Energielehre (fünf) auch fünf Elemente angeführt, aber daraus resultieren letztlich nur drei Konstitutionstypen (Doshas), die sich aus den fünf Elementen (Raum, Luft, Feuer, Erde, Wasser) heraus formen. Man nennt sie Vata, Pitta und Kapha:

- *Vata:* Die primäre Eigenschaft der Bio- oder Grundenergie Vata ist die Bewegung (Kombination von Raum und Luft). Die Energie des Konstitutionstyps Vata wird als die Energie gesehen, die im menschlichen Körper Bewegungsvorgänge kontrolliert, zum Beispiel Nervenimpulse, der Blutkreislauf, die Atmung und die Ausscheidung.
- *Pitta:* Die Elemente Feuer und Wasser bilden die Energie des Konstitutionstyps Pitta. Die Energie dieses Doshas ist maßgebend für alle Verdauungs- und Wärmeregulationsprozesse im Körper.
- *Kapha:* Die Grundenergie des dritten Konstitutionstyps besteht aus den Elementen Wasser und Erde. Es ist die Grundenergie, die für Wachstum und Reife verantwortlich ist. Kapha bewirkt weiterhin Zusammenhalt und Schutz. Damit werden dem Prinzip Kapha alle Gewebe und Substanzen zugeordnet, die eine schützende Funktion ausüben.

Nervosität steigert das Vata-Prinzip, Aggressivität Pitta, Liebe Kapha. Sind diese drei Prinzipien im Gleichgewicht, fördern sie die körperliche, geistige und seelische Gesundheit. Bewegen sie sich mehr und mehr ins Ungleichgewicht hinein, entsteht Krankheit. Ziel im Ayurveda ist es, dem Körper zum Beispiel über Nahrung, Getränke, Medikamente, Bewegung oder Ruhephasen diejenigen Energien zuzuführen, die die Doshas im Gleichgewicht halten beziehungsweise für Ausgeglichenheit sorgen.

In diesem Verständnis besitzt das Bewusstsein nicht nur jene uns vertraute Oberfläche, in der die veränderliche Welt des Denkens und Fühlens angesiedelt ist. Es impliziert auch einen für unser westliches Verständnis im ersten Moment vielleicht etwas abstrakten, aber doch sehr ganzheitlichen Bereich, der als Feld reiner kreativer Intelligenz beschrieben wird. Damit nähert sich auch die Lehre des Ayurveda sowohl im Theoretischen wie auch im Praktischen der Erkenntnis an, dass ein organisches Bauchhirn existiert.

Diese kreative Intelligenz ist definitionsgemäß noch jenseits des von der freudschen Tiefenpsychologie erfassten »Unbewussten« und bildet die vollkommen harmonische Quelle aller Gefühle und Gedanken sowie aller Kreativität und allen Verhaltens. Genau genommen könnte man sie wahrscheinlich noch eher dem jungschen kollektiven Unterbewussten zuordnen, dessen Quelle aus dem kreativen Potenzial der Natur entspringt und damit auch die Bühne für unsere Gesundheit und unser Glück darstellt.

Solange die »Wurzeln« des Lebens vernachlässigt werden, kann der ayurvedischen Lehre zufolge die »Oberfläche« des Lebens niemals gesund sein. Wenn nicht das gesamte Potenzial der Intelligenz in der Natur zur Verfügung stehe (also das sogenannte Ojas-Niveau vermindert sei), werde jede Art von Verdauungsaktivität, Umwandlung oder Transformation unvollständig sein. Es entstehe sogenanntes Ama – »Schlackenstoffe«, Toxine, »Unverdautes« –, das sich an Schwachstellen des Organismus ablagert und zu Krankheitssymptomen führt. Ama könne sowohl auf körperlicher als auch geistiger und seelischer Ebene durch unverdaute Nahrung, unverdaute Sinneseindrücke, unverarbeitete Gefühle und/oder seelische Prozesse entstehen. Und diese Prozesse bedingen sich auch wechselseitig.

Ein direkter Vergleich mit dem zum Bauchhirn Gesagten drängt sich auch hier wieder förmlich auf.

Die antike Elementelehre beeinflusste lange Zeit maßgeblich auch unsere westliche Kulturgeschichte und Heilkunde. Sie dürfte damit neben der TCM und dem Ayurveda eines der ältesten Gedankenmodelle des Menschen über die Natur sein, das trotz aller Verdrängung durch die (Schul-)Medizin auch heute noch Bedeutung hat. Ob drei Energien (Ayurveda), vier Elemente (Europa) oder fünf Wandlungsphasen (China, Fernost), das Grundprinzip der Theorie der Elemente ist bei allen gleich.

Bei dieser Gelegenheit schauen wir doch einmal, was die neuere Forschung anhand des Beispiels Ayurveda zu diesem Gebiet zu sagen hat: Der amerikanische Quantenphysiker John Hagelin weist in einem Artikel aus dem Jahr 2004 speziell auf eine Übereinstimmung des Konzepts der Elementelehren und der daraus abgeleiteten drei Konstitutionen mit quantenphysikalischen Erkenntnissen hin. Das bedeutet, dass etwa das Konzept der drei Doshas oder der fünf Elemente nicht das Ergebnis einer einfachen »Naturphilosophie« sind, sondern eine exakte Beschreibung der Grundgesetze der Natur darstellen, die eindeutige Übereinstimmungen und Parallelen zu den Erkenntnissen der Quantenphysik aufweisen.

Wenn man es genau nimmt, sind die Zuordnungen der Elemente und die damit verbundenen Konstitutionen somit physikalisch-quantenmechanisch belegbar. Auch die Wirkungsbeweise kleinster Einheiten wie die in der Homöopathie oder Bachblütentherapie beschriebenen – denen wir uns im folgenden Teil dieses Buches widmen – sind unter diesen Voraussetzungen mittlerweile wissenschaftlich nachweisbar geworden und dienen somit keinesfalls mehr nur als abendfüllende Lachnummern auf Ärztekongressen in der Karibik.

DER PRAKTISCHE TEIL

Die Grundtypenzuordnung

Etwas Ähnliches wie die jungsche Grundtypenzuordnung begegnet uns nachfolgend im Bereich homöopathischer Nosoden und Bachblütenmittel im praktischen Teil dieses Buches, dem wir uns nun widmen wollen, um Methoden zur Wiederherstellung beziehungsweise Aufrechterhaltung einer intakten Bauchhirnfunktion zu gewährleisten. Denn um zu wissen, welche Mittel genau zu Ihnen oder Ihrem Kind passen und dadurch erst einen Heilerfolg herbeiführen können, ist eine so objektiv wie möglich ausfallende Beurteilung nötig.

Durch Beobachtungen und unzählige Nachforschungen bot es sich für C. G. Jung an, Menschen je nach ihrer Art zu denken, nach ihren Zielen und ihrer Interaktion mit der äußeren Welt verschiedenen Typen zuzuordnen. Diese Einteilung gibt nur eine ungefähre Richtung vor und zeigt auch nur die wichtigsten Punkte auf. Letztlich gibt es natürlich so viele verschiedene »Typen«, wie es auch Menschen gibt. Aber eine Typologie, die jeden Einzelnen in seiner gesamten Individualität beschreibt, ist natürlich nicht durchführbar.

Daher fangen wir einmal mit der einfachsten Eingliederung an, der Zuordnung in zwei typologische Gruppen: in die *Extrovertierten* und die *Introvertierten* (die Begriffe sind gebildet nach den lateinischen Präfixen *extra* für »außer, außerhalb, außerdem, besonders« und *intro* für »hinein, nach innen« sowie dem Verb *vertere* [»drehen, wenden«]). Extrovertierte – die »nach außen Gewandten« – neigen dazu, vermehrt kommunikativ zu sein. Sie genießen die Geselligkeit und vielerlei Aktivitäten. Sie verbringen die meiste Zeit mit anderen und fühlen sich eher deprimiert, wenn sie allein sind. Introvertierte hingegen sind dem ziemlich genauen Gegenteil zuzuordnen. Sie bevorzugen die Einsamkeit und mögen keine großen Menschenansammlungen. Sie leben mehr in der Welt der eigenen Gedanken und Gefühle. »Introvertiert« nennt man eher den Zustand oder die Tendenz zu einem Dasein, das sich meist nur mit dem eigenen Seelenleben beschäftigt. Gut – es gibt natürlich auch die »Sowohl-als-auch«-Gruppe, und die Übergänge sind fließend, aber in der Regel neigt jeder Mensch dazu, mehr in die eine oder andere Richtung zu tendieren, wobei man hier wiederum vier Grundfunktionen feststellen kann:

1. *Sensation* – die Wahrnehmung durch die Sinnesorgane.
2. *Intuition* – die Wahrnehmung als unbewusste Art und Weise oder die Wahrnehmung von unbewussten Inhalten.
3. *Denken* – die Funktion der geistigen Erkenntnis, der Bildung von logischen Schlussfolgerungen.
4. *Gefühl* – die Funktion der subjektiven Einschätzung.

Diese vier Grundfunktionen bestimmen letztendlich, wie eine Person mit der Welt und mit anderen Menschen in Kontakt tritt. Punkt 1 und 3 sind hierbei mehr dem Kopfhirn zugeordnet, während die Punkte 2 und 4 verstärkt über das Reich des Bauchhirns gesteuert werden.

Die Bauchhirn-Nosodentherapie und ergänzende Bachblüten

Die im Folgenden beschriebenen fünf beziehungsweise sechs homöopathischen Grundbausteine können als Beginn einer Bauchhirntherapie dienen. Außerdem werden hier die dazu passenden Bachblüten genannt. Bei den homöopathischen Nosoden sollten Sie sich für eine entscheiden, bei den Bachblüten können es je nach Situation und persönlichem Empfinden auch mehrere sein.

Nosoden (vom griechischen Wort *nósos* für »Krankheit«) sind homöopathisch aufbereitete, also stark »verdünnte« und durch Verschütteln potenzierte Mittel in denen vom Ausgangsstoff keine Substanz mehr vorhanden ist. Sie wirken im Gegensatz zu den allopathischen Mitteln der Schulmedizin über (fein)energetische Schwingungen somit physikalisch statt chemisch.

Die Potenz hinter dem Namen gibt den jeweiligen Verdünnungsgrad an. D1 steht beispielsweise für ein Verhältnis Ursubstanz zu Trägersubstanz von 1 zu 10 (D für das lateinische *decem*, was »zehn« heißt). D2 bezeichnet ein Verhältnis von 1 zu 100 (1 Teil D1 plus 9 Teile der Trägersubstanz), D3 bedeutet 1 zu 1 000 (1 Teil D2 plus 9 Teile der Trägersubstanz) und so weiter. Bei D30 ist man schon bei einer Quintillion, also einer 1 mit dreißig Nullen. Man kann sich leicht vorstellen, dass in solchen Mitteln kaum noch ein Molekül der Ausgangssubstanz vorhanden ist. Noch höher potenziert sind die Mittel, wenn vor der Ziffer ein C steht (für das lateinische *centum* [»hundert«]). Dann beträgt das Mischungsverhältnis jeweils 1 zu 100.

Nosoden sollen das Immunsystem und erkrankte Organe also energetisch stimulieren und dadurch zur Gesundung bringen. Sie wirken wie alle anderen Homöopathika nicht bei allen Menschen gleich, die dasselbe Symptom aufweisen, sondern sind von den individuellen Eigenschaften der Betroffenen abhängig, die man mithilfe eines sogenannten Repertoriums ermittelt. Darin sind die verschiedenen Mittel bestimmten Eigenschaften der Individuen zugeordnet.

Individuelle Besonderheiten ermittelt man auch zur Bestimmung der richtigen Bachblüte. Unter der Bachblütentherapie versteht man ein von dem englischen Arzt Edward Bach (1886–1936) entwickeltes alternativmedizinisches Heilverfahren, welches beim seelischen Ungleichgewicht ansetzt, das seiner Auffassung nach einer Erkrankung zugrunde liegt. Bach beschrieb 38 »disharmonische Seelenzustände der menschlichen Natur«, denen er 37 bestimmte Pflanzenteile beziehungsweise Blüten sowie Quellwasser zuordnete. Die Pflanzen legte er in Wasser, damit sich ihre »Schwingung« auf das Wasser übertrage. Aus solchen Urtinkturen werden dann durch starke Verdünnung die sogenannten Blütenessenzen hergestellt, die ebenfalls energetisch und wie gesagt individuell wirken.

DIE BACHBLÜTENESSENZEN

Nr.	Bezeichnung	Deutscher Name
1	Agrimony	Gemeiner Odermennig
2	Aspen	Espe/Zitterpappel
3	Beech	Rotbuche
4	Centaury	Tausendgüldenkraut

5	Cerato	Bleiwurz
6	Cherry Plum	Kirschpflaume
7	Chestnut Bud	Rosskastanienknospe
8	Chicory	Wegwarte
9	Clematis	Gewöhnliche Waldrebe
10	Crab Apple	Holzapfel
11	Elm	Englische Ulme
12	Gentian	Herbstenzian
13	Gorse	Stechginster
14	Heather	Schottisches Heidekraut
15	Holly	Europäische Stechpalme
16	Honeysuckle	Geißblatt
17	Hornbeam	Hainbuche
18	Impatiens	Springkraut
19	Larch	Europäische Lärche
20	Mimulus	Gefleckte Gauklerblume
21	Mustard	Ackersenf
22	Oak	Eiche
23	Olive	Ölbaum
24	Pine	Schottische Kiefer
25	Red Chestnut	Rote Kastanie
26	Rock Rose	Gelbes Sonnenröschen
27	Rock Water	Felsquellwasser
28	Scleranthus	Einjähriger Knäuel
29	Star of Bethlehem	Doldiger Milchstern
30	Sweet Chestnut	Ess-/Edelkastanie
31	Vervain	Eisenkraut
32	Vine	Weinrebe

33	Walnut	Walnuss
34	Water Violet	Wasserfeder
35	White Chestnut	Weißblühende Rosskastanie
36	Wild Oat	Waldtrespe
37	Wild Rose	Heckenrose
38	Willow	Gelbe Weide

Jetzt ist Ihre Einschätzung der eigenen Person gefragt. Um herauszufinden, welche homöopathische Nosode und welche Blütenessenz für Sie die richtige ist, sollten Sie sich die folgenden Ausführungen genau anschauen. Die jeweilige »Gebrauchsanleitung«, wie das Ganze einzunehmen ist, liefere ich Ihnen jeweils dazu. Setzen Sie sich nun bitte entspannt, aber dennoch konzentriert mit dem nachfolgenden Teil auseinander. Nur dann hat das Ganze auch den Erfolg, dass Sie und Ihr Bauchhirn besser zusammenarbeiten. Nehmen Sie im Zweifelsfall oder wenn Sie akute Probleme haben, ruhig professionelle medizinische beziehungsweise heilkundliche Hilfe in Anspruch. Beginnen wir mit der homöopathischen Nosode Luesinum D30:

I. Luesinum D30
Dosierung: 1-mal wöchentlich 5 (Kinder) oder 10 (Erwachsene) Globuli auf die Zunge geben, insgesamt 1 Monat lang (später wiederholbar). (Globuli sind kleine Kügelchen.)
Leitsymptom: Verschlechterung am Meer, Besserung im Gebirge.
Untergruppierungen (kann – muss nicht): Sauberkeitsdrang oder Waschzwang oder aber das genaue Gegenteil: mangelnde

Hygiene, misstrauisches, geheimnistuerisches, einzelgänge-risches, abweisendes oder aggressives Verhalten gegenüber den Mitmenschen oder aber Anklammern.

Selbstbezogenheit, Rückzug in die eigene Welt, Mangel an Pflichterfüllung im Wechsel mit Mitgefühl und sozialem Engagement.

Unkonzentriertheit, Unruhe und nächtliche Schlafstörungen sowie Geistesabwesenheit abwechselnd mit speziellem Interesse bis hin zu großer Leidenschaft.

Versagen oder wieder im Gegenteil gute Leistungen in Mathematik sowie logischem Denken.

Wandernde rheumatische Schmerzen. Klagen und Beschwerden aus Überempfindlichkeit.

In der wachen bis hellwachen Aktivitätsphase ist der Luesinum-Typ angespannt und in steter Alarmbereitschaft. Er verlässt sich auf seine Intuition.

Rituale, und wenn sie noch so klein sind, Neurosen wie laufendes Händewaschen und so weiter, kleine »Macken« und »Ticks«.

Zusätzliche Hilfe über Bachblüten

Dosierung: nach Bedarf 5 (Kinder) oder 10 (Erwachsene) Tropfen auf die Zunge geben (mehrmals täglich möglich).

Agrimony: für nach außen hin fröhliche Menschen, die Probleme und Gefühle nicht ansprechen und Konflikte vermeiden. Leugnen und Vermeiden von emotionalem Schmerz, Suchtverhalten.

Cherry Plum: für innerlich »unter Strom« stehende Menschen, die Angst haben, die Kontrolle zu verlieren.

Oak: ehrgeizige, tapfere Menschen, die trotz Erschöpfung nicht aufgeben und aus Pflichtgefühl nicht auf sich selbst achten. Eiserner Wille. Inflexibel. Ausdauernd, männliches Bewusstsein, selbstgefällig, verantwortungsvoll.

II. Medorrhinum D30

Dosierung: 1-mal wöchentlich 5 (Kinder) oder 10 (Erwachsene) Globuli auf die Zunge geben, insgesamt 1 Monat lang.

Leitsymptom: Stimmungen wechseln wie das Wetter.

Untergruppierungen (kann – muss nicht): schwaches Gedächtnis. Ängstlichkeit abwechselnd mit Mut oder sogar Waghalsigkeit.

Angespanntheit, Unsicherheit vor allem nach Sonnenaufgang, aber erleichtert und entspannt nach Sonnenuntergang.

Teilweise Extrovertiertheit, teilweise Introvertiertheit.

Verträumt-, Zerstreut-, Verwirrtheit, mal voller Intuition und Hellsichtigkeit und Genialität, Vorahnungen, das Zweite Gesicht. Neigen zu schlechtem Zeitgefühl.

Leidenschaft und Intensivität oder aber Langeweile, Geistesabwesenheit. Spontan, wenn Gefühl es zulässt.

Gefühlsbetontheit. Verlässt sich auf Intuition. Häufiges Träumen.

Verschlechterung bei kaltem feuchtem Wetter, Besserung beim Liegen.

Begeisterung, Zuneigung, Liebe und Fürsorge, auch mal heimgesucht von Abscheu oder Hass.

Trockenes Haar. Rheuma

Bestes Mittel bei hyperaktiven, schwer erziehbaren Kindern.

Zusätzliche Hilfe durch Bachblüten

Dosierung: nach Bedarf 5 (Kinder) oder 10 (Erwachsene) Tropfen auf die Zunge (mehrmals täglich möglich).

Beech: für hektische Menschen, die vor allem überall Fehler und Negatives sehen und schwer etwas akzeptieren können, was sie nicht verstehen. Kritiksucht, Intoleranz, Überempfindlichkeit.

Chestnut Bud: unaufmerksame Menschen, die wenig lernen. Sie machen immer wieder die gleichen Fehler. Essstörungen, tierlieb. Träge, schwach, sie haben eine entwickelte Beobachtungsgabe.

Vine: für dominante Menschen, die andere anleiten wollen, gern die Führung übernehmen und sich durchsetzen wollen. Dominant, bis zur Tyrannei gehend, anderen den Willen aufzwingend, Perfektionist, hegt Vorurteile, selbstgefällig, Materialist.

III. Psorinum D200

Dosierung: 1-mal monatlich 3 (Kinder) oder 5 (Erwachsene) Globuli auf der Zunge zergehen lassen. Nicht zu oft wiederholen. 2 bis 3 Monate lang. Psorinum braucht etwa 9 Tage, bis es wirkt.

Leitsymptom: fühlt sich vom Schicksal geschlagen und erwartet vom Leben nicht viel.

Besonderes Symptom: Bei einer Heilung verläuft die Symptomentwicklung rückwärts wie in einem Film, nur schneller.

Untergruppierungen (kann – muss nicht): Resignation, negative Einstellung. Notorisches Zweifeln. Fatalismus: Alles ist Schicksal.

Chronische Krankheiten, gesteigerter Appetit, Empfindlichkeit gegenüber extremen Temperaturen. Pessimismus, Melancholie, Reizbarkeit, Misstrauen. Langsames Handeln und Denken.

Verschiedene Hautausschläge oder -probleme, Schlaflosigkeit, harter Stuhl, Ausschlag um die Fingernägel. Verschlechterung bei Kälte und Wetterwechsel. Probleme seit einer Bauchoperation, seit einer Impfung, seit der Pubertät.

Zusätzliche Hilfe durch Bachblüten

Dosierung: nach Bedarf 5 (Kinder) oder 10 (Erwachsene) Tropfen auf die Zunge geben (mehrmals täglich möglich).

Aspen: für empfindsame Menschen, die unter unerklärlichen Ängsten und Vorahnungen leiden. Angst vor dem Unbekannten.

Centaury: hilfsbereite Menschen, die nicht Nein sagen können, sich ausnützen lassen, anpassen und überfordern. Schwach ausgeprägter Wille, unterwürfig. Vernachlässigung der eigenen Bedürfnisse.

Crab Apple: für Menschen, die meinen, sich innerlich und äußerlich verunreinigt zu haben, die um Kleinigkeiten besorgt sind und sich manchmal verzetteln.

Wild Rose: für resignierte Menschen, die ohne Lebensfreude teilnahmslos und gleichgültig durchs Leben gehen.

IV. Tuberculinum C30
Dosierung: 1- bis 3-mal wöchentlich 5 (Kinder) oder 10 (Erwachsene) Globuli auf der Zunge zergehen lassen. 1 Monat lang, bei Kindern öfter (bis zu 3-mal wöchentlich).

Leitsymptom: ständig auf der Suche nach neuen Reizen.
Untergruppierungen (kann – muss nicht): Symptome ändern sich dauernd. Manisch depressiv. Periodische Kopfschmerzen.

Schnelles Wachstum.

Erkältungen, Atemwegsinfektionen, Pneumonien. Immer wiederkehrende Erkrankungen. Schweißneigung besonders nachts.

Furcht, vor allem vor Hunden. Unzufrieden, ständig auf der Suche.

Verlangen nach kalter Milch, innere Ruhelosigkeit.

Will immer neue, stärkere Reize. Angst vor Stillstand. Zielgerichtet, berechnend, kann auch rücksichtslos sein.

Abneigung gegen Fleisch.

Besserung im Freien, Verschlechterung durch starke Bewegung.

Reizbar vor allem beim Aufwachen. Neigung zum Schimpfen.

Zusätzliche Hilfe durch Bachblüten

Dosierung: je nach Bedarf 5 (Kinder) oder 10 (Erwachsene) Tropfen auf die Zunge geben (mehrmals täglich möglich).

Rock Water: für Menschen, die alles perfekt machen wollen ohne Rücksichtnahme auf die eigene Gesundheit. Starre Richtlinien, inflexibel, asketisch hart, Moralist.

Sweet Chestnut: für verzweifelte Menschen, die aus ihrer Situation keinen Ausweg finden und nicht weiterwissen. Erleben der dunkelsten Nacht der Seele, Herzschmerz, verlassen.

Elm: Menschen in Stress- oder Überforderungssituationen, die sich den gestellten Aufgaben nicht gewachsen fühlen, ängstlich, verzweifelt. Trotzdem zuversichtlich, die selbst gesetzten Aufgaben erfüllen zu können.

V. Carcinosinum D30, D200 und D1000

Dosierung: an 3 aufeinanderfolgenden Tagen jeweils 5 Globuli in der Dosis D30, D200 und D1000 auf der Zunge zergehen lassen. Das Ganze nach 6 Wochen wiederholen.

Leitsymptom: meistens die familiäre Vorgeschichte mit Krebs. »Der heutige Tag ist das Morgen, mit dem ich mich gestern gequält habe.«

Untergruppierungen (kann – muss nicht): Sorgen werden zur Qual. Pflichtgefühl, Ernsthaftigkeit. Fühlt alle Gefühle in Form von Schmerz.

Kämpfermentalität. Das Leben war bisher ein einziger, langer Kampf. Lenkt die Energien in die falsche Richtung.

Leicht bräunliche, wie Milchkaffee aussehende Haut. Sommersprossen oder Pigmentflecken.

Lebt in ständiger Spannung. Rheumatismus. Verdauungsbeschwerden. Gasansammlungen im Bauchraum

Zusätzliche Hilfe durch Bachblüten

Dosierung: je nach Bedarf 5 (Kinder) oder 10 (Erwachsene) Tropfen auf die Zunge geben (mehrmals täglich möglich).
Olive: für kraftlose Menschen, denen alles zu viel ist, die Ruhe suchen, weil sie seelisch und körperlich überanstrengt sind. Verjüngende Wirkung, Kraft gebend.

Chicory: für fürsorgliche Menschen, die sich um andere kümmern und gar nicht merken, wie sie sie bevormunden. Suchen Anerkennung und Nähe.

Impatiens: für temperamentvolle Menschen, die ungeduldig, nervös und reizbar werden können, wenn es Ihnen nicht schnell genug geht.

Sweet Chestnut: für verzweifelte Menschen, die aus ihrer Situation keinen Ausweg finden und nicht mehr weiterwissen.

VI. Universelle Hilfe

Universell anwendbar bieten folgende Mittel Hilfe für den Bauchzonenbereich:

- *Antimonium crudum D12*, 3-mal täglich 5 (Kinder) oder 10 (Erwachsene) Globuli. Eines der besten Lebenselixiere überhaupt, vor allem dann, wenn so ziemlich nichts mehr im Bauch zu stimmen scheint.

- Gegen einen allgemein noch nicht verdauten »psychischen Schock« sollten Sie die Bachblüte *Star of Bethlehem* ausprobieren (bei Bedarf 10 Tropfen).

- Bei einem physischen Schock wie einem Unfall, egal, wie lange er zurückliegt, hilft *Arnica D200,* Dosierung: 1-mal 10 Tropfen oder Globuli.

- Bei allgemeinen psychischen Problemen ist *Johanniskraut* in Form von Tropfen oder einer Injektion äußerst hilfreich. Sprechen Sie dies aber auf jeden Fall mit Ihrem Therapeuten oder Apotheker durch.

Begleittherapien

Sie haben je nach Ihrer Zielsetzung die Möglichkeit, sich zusätzlich zu den Nosoden und Bachblüten unterstützende Begleittherapien auszusuchen. Die im Folgenden beschriebenen Begleittherapien A und D können Sie selbstständig durchführen, für Therapie B benötigen Sie zumindest Hilfe, und für Begleittherapie C wird es ohne Fachkraft in der Regel nicht gehen.

Bei den großen und kleinen Begleittherapien liegt es an Ihnen und Ihrer Situation, was Sie sich zumuten wollen und können. Sie sind je nach Bedarf einsetzbar. Hören Sie auf Ihr Bauchhirn, was es Ihnen rät, und lassen Sie sich bei der Wahl von Ihrer Intuition leiten.

ALLGEMEINE TIPPS FÜR DIE UNTERSTÜTZUNG DES BAUCHHIRNS

- Bewegen Sie sich so oft wie möglich an der frischen Luft, auch wenn es regnet oder schneit!
- Genießen Sie schöne Stunden, ohne sie sich durch unbegründete Sorgen zu vermiesen!
- Lernen Sie, mit Stress umzugehen, zum Beispiel durch Entspannungsübungen, Meditation, Yoga oder Lachyoga!
- Lassen Sie öfter die Seele baumeln und träumen Sie von schönen Dingen!
- Sorgen Sie für ausreichend Schlaf und eine amüsante Bettlektüre.
- Meiden Sie enge, einschnürende Kleidung, weil sie die Darmbewegungen behindert!
- Legen Sie öfters mal einen Bauchhirn-Entlastungstag ein.

A. Bauchhirn-Entlastungstag

Essen Sie an einem Bauchhirn-Entlastungstag ausschließlich pflanzliche Kost: Obst, Gemüse, Reis, Kartoffeln. Besonders geeignet sind Chicorée, Blumenkohl, Artischocken, Sellerie, Weintrauben, Papaya und Ananas. Sie enthalten spezielle Enzyme und sekundäre Pflanzenstoffe, die unserer Gesundheit und dem Bauchhirn dienen.

Gemieden werden an diesem Tag Kaffee, schwarzer Tee, Alkohol, Zigaretten, Süßigkeiten, Nahrung mit chemischen Zusatzstoffen und Fertigwaren, Fleisch und sonstige tierische Erzeugnisse (Milchprodukte, Käse).

Wichtig: Sie sollten verstärkt auf den Körper hören und nur dann essen, wenn Sie wirklich Hunger haben, und nicht, weil Sie es so gewohnt sind.

Der Körper braucht ausreichend Flüssigkeit, um die Schlacken aus dem Körper zu eliminieren. Daher wird empfohlen, während Bauchhirn-Entlastungstagen mindestens 3 Liter zu trinken. Besonders eignen sich stilles Wasser und zusätzlich ungesüßte Kräutertees wie Brennnessel-, Löwenzahn-, Pfefferminz-, Wacholderbeeren- oder auch Birkenblätter-, grüner Tee, Ingwertee und Kombucha. Empfehlen kann man morgens, vormittags und nachmittags je 1 Tasse mäßig warmen Tee zwischen den Mahlzeiten zu trinken.

Suppen und Breie sind generell, besonders aber jetzt der bestmögliche Tagesbeginn für das Bauchhirn. In vielen Kulturen waren vor der Zeit von frischen Brötchen und Kaffee morgens Suppen und Breie zum Frühstück üblich. Ob es bei den Engländern der berühmte Porridge aus Haferflocken, bei den Schweizern, Österreichern und in den süddeutschen

Regionen häufig der Riebel (Maisbrei) und andere Getreidebreie oder in den östlichen Teilen Europas oftmals auch eine Roggensuppe war, ohne deren morgendlichen Genuss niemand das Haus verließ.

In vielen asiatischen Ländern ist es auch heute noch üblich, den Tag mit einer Reis- oder Nudelsuppe zu beginnen, in Japan wird gerne eine Miso-Suppe genossen, und in den wohl meisten afrikanischen Ländern besteht das traditionelle Frühstück ebenfalls aus einem Hafer-, Hirse- oder Maisbrei. In Italien wurde auch mal gern eine Mais- oder Gemüsesuppe zum Frühstück verzehrt und auf den Kanarischen Inseln der Gofio (gemahlene und geröstete Getreide und Hülsenfrüchte). Ob als Brei gekocht oder als Suppe verdünnt, eine warme und leicht verdauliche Nahrung wurde von den meisten Völkern als bester und am wenigsten belastender Energiespender für das anstehende Tagesarbeitspensum erachtet. Der Brei musste auch bei körperlich anstrengender Arbeit bis zum Mittag vorhalten, schließlich gab es ja keine Kaffeebar am nächsten Feldrand, und die wenigsten hätten auch das Geld dazu gehabt, sich außer Haus zu versorgen.

Suppen belasten erfahrungsgemäß das gesamte Verdauungssystem am wenigsten. Bei Neigung zum Durchfall sollte man also entweder Brei (Banane und süßer geriebener Apfel) oder Karottensuppe, bei Neigung zu träger Verdauung Vollkorn, Haferflocken, Flohsamen oder andere Suppen zu sich nehmen. Der oder die entsprechende(n) Brei(e) sind besser bei einfachen Verdauungsproblemen, und Suppen sind eher anzuraten bei schwereren organischen oder energetischen Problemen.

Suppen sind eine unkomplizierte Energiezufuhr für das Bauchhirn – nicht nur, aber ganz besonders bei Energiemangel als Frühstück zu empfehlen!

Karottensuppe

Diese so schmackhafte und hilfreiche Suppe ist inzwischen weithin in Vergessenheit geraten. Dabei besticht sie durch ihre einfache Herstellung, sehr gute Verträglichkeit und kann möglicherweise im besten Fall eine Dehydratation (Wassermangel) ausgleichen. Sie eignet sich daher ganz besonders auch bei Durchfallerkrankungen.

Zutaten und Zubereitung: Benötigt werden 500 g Karotten. Diese werden geschält und anschließend mit 1 Liter Wasser 1 bis 1½ Stunden gekocht. Mit dem Mixer püriert, ergibt sich ein Brei, der wiederum bis zu 1 Liter aufgefüllt wird. Hinzu kommt 1 gestrichener Teelöffel Salz (circa 3 g) und eventuell ein wenig lösliches basisches Trinkpulver (etwa Basica).

Die Wirksamkeit dieser Karottensuppe – mit der es Professor Ernst Moro im Jahr 1908 gelang, die Krankheits- und Sterberate von Kindern mit Durchfallerkrankungen drastisch zu senken – beruht unter anderem auf der Bildung von sogenannten Oligogalakturonsäuren, die eine Anhaftung von Bakterien verhindern sollen.

Haferflockenbrei

Zutaten: Man benötigt getrocknete Feigen und Datteln, grobe Vollkornhaferflocken, Zimt oder Sternanis, frischen Ingwer, Walnüsse und Ahornsirup.

Zubereitung: Trockenfrüchte einweichen. Haferflocken trocken anrösten; Trockenfrüchte, Zimt oder Sternanis, etwas geriebenen Ingwer dazugeben und alles mit Wasser zu einem Brei kochen.

Mit Ahornsirup süßen. Walnüsse rösten und vor dem Servieren darüberstreuen.

Gerstenbrei

Zutaten: Vollkorngerste, Butter, Honig.
Zubereitung: Die Gerstenflocken trocken anrösten. Heißes Wasser aufgießen und bei wenig Hitze zu einem Brei quellen lassen. Zum Ende hin etwas Butter und Honig zugeben.

Süßer Reis-Hirse-Brei

Zutaten: Hirse, Reis, Zimt, Kakao, Vanille, eventuell Nüsse, Rosinen, Honig.
Zubereitung: Hirse ohne Fett rösten, bis sie duftet; Reis zugeben, kurz weiterrösten; Zimt und lauwarmes Wasser zugeben und alles weich kochen; 1 Prise Kakao, Vanille und eventuell einige Nüsse oder Rosinen zugeben; vor dem Servieren mit Honig süßen.

Am Schluss etwas Vorzugs-, Ziegenmilch oder Sahne zugeben, wenn keine Schleimproblematik besteht.
Variante: Man kann das Getreide am Tag vorher rösten und über Nacht einweichen lassen, dann ist es morgens sehr schnell weich. Das hat folgende Wirkung: Es nährt das Blut, hilft, überschüssige Feuchtigkeit umzuwandeln, und stärkt das Gewebe.

Gemüsebrühe

Fangen wir bei den Suppen doch mal mit einem Gemüsefond an, der sehr leicht auf Vorrat herzustellen ist.

Zutaten (Menge nach Geschmack): glatte Petersilie, grobes Meersalz, Karotten, Lauch, Sellerie (Blätter, Knolle, Stangensellerie), Tomaten, Zwiebeln.

Zubereitung: Zutaten im Mixer zerkleinern (grob lassen), dann in eine Auflaufform füllen und über Nacht bei 75 Grad Celsius im Backofen trocknen lassen. Anschließend im Mixer fein mahlen und in einem Schraubglas oder Ähnlichem aufbewahren.

Der Fond ist geeignet für alle Gerichte, denen man Suppengrün zugibt, oder auch direkt als Gemüsebrühe.

Asia-Reisnudelsuppentopf

Zutaten (für 4–6 Personen): 100 g frische Austernpilze, 1 Hühnerbrust, 40 g Blattspinat (frisch oder tiefgekühlt), 2 EL feingehackter frischer Ingwer, Saft von ½ Zitrone, 1 EL Currypulver (mild) oder Curcuma, Öl zum Anbraten, 1 l Hühnerbrühe, 1 Prise Pfeffer, 70 g Reisnudeln, 40 g Sprossen, Sojasoße.

Zubereitung: Austernpilze putzen und klein schneiden. Hühnerfleisch in Würfel schneiden. Hühnerfleisch, Spinat, Ingwer, Zitronensaft und Currypulver zu den Pilzen fügen.

Öl erhitzen und darin alles anschwitzen, mit 1 Liter Hühnerbrühe aufgießen und mit Pfeffer kurz zum Kochen bringen. 10 Minuten dämpfen. Anschließend Reisnudeln beifügen und weitere 5 Minuten dämpfen, Sprossen in die heiße Suppe einlegen, mit Sojasoße abschmecken und warm servieren.

(Wer sich für weitere Rezeptanregungen in dieser Richtung interessiert, dem kann ich das dafür sehr geeignete Buch *Kraftsuppen nach der chinesischen Heilkunde* von Karola Schneider sehr empfehlen [siehe Literaturverzeichnis].)

Kresseschaumsuppe

Zutaten (für 4 Personen): 1 EL Butter, 1 kleine Zwiebel, 50 g Sellerie, 1 fein geraspelte Karotte, das Weiße von einem Lauchstängel, sehr fein gehackt, 1 gestrichener EL Kartoffelmehl (oder eine mittlere Kartoffel, gerieben), 1 Lorbeerblatt, schwarzer Pfeffer, 500 ml Hühnerbouillon (selbst zubereitet und portionsweise eingefroren) oder Gemüsebrühe (selbst gemacht), 1 Prise Curcuma, 2 Handvoll Garten-, Brunnen- oder Kapuzinerkresse, Meer- oder Steinsalz.

Zubereitung: Butter in einer größeren Pfanne warm werden lassen. Gehackte Zwiebel andünsten, Sellerie und Karotte beifügen, dann den Lauch. Mit dem Kartoffelmehl bestäuben und weiterdünsten. Lorbeerblatt und etwas schwarzen Pfeffer zugeben. Mit der Hühnerbouillon oder Gemüsebrühe ablöschen, kurz aufkochen. Würzen mit 1 Prise Curcuma. Alles 5 bis 10 Minuten leise köcheln lassen.

Lorbeerblatt entfernen, die Suppe mit dem Stabmixer fein pürieren. Die gehackte Kresse dazugeben und eventuell noch einmal pürieren. Abschmecken mit Meersalz. Die Suppe nochmals ganz heiß werden lassen, aber nicht mehr kochen.

Die Suppe erwärmt und stärkt das Immunsystem (eignet sich gut für die kalte Jahreszeit).

B. Bauchwickel und Gymnastik fürs Bauchhirn

Für das Bauchhirn sind Wickel der reinste »Wellnessurlaub«. Sie gehören zum Besten, was Sie einem gequält-gestressten Bauchhirn angedeihen lassen können.

Einmal pro Woche angewandt, helfen Bauchwickel neben dem Bauchhirn auch den Organen in der Bauchregion bei ihrer Tätigkeit. Bei Problemen können und sollten sie mehrmals in der Woche eingesetzt werden. Je nach Vorliebe und Bedarf können Sie einen warmen oder kalten, feuchten oder trockenen Bauchwickel anlegen.

Damit Ihr »Patient« oder Sie selbst beim Anlegen des Wickels nicht auskühlen und sich die Schmerzen möglicherweise noch verschlimmern, sollten Sie die benötigten Materialien zuerst möglichst griffbereit neben der Liegestatt platzieren.

Egal, für welche Wickelart Ihr Bauch sich entscheidet (vertrauen Sie ruhig auf sein Gefühl), wichtig ist es immer, den Patienten (oder sich selbst) mit dem Wickel warm einzupacken. Wenn mal ein Wickel unangenehm werden sollte, müssen Sie ihn sofort entfernen und den Patienten schnell wieder anziehen respektive »einpacken«, damit er nicht auskühlt.

Vor dem Anlegen eines Wickels wäre es ratsam, 1 bis 2 Teelöffel Heilerde (zum Beispiel Luvos) einzunehmen, das unterstützt das Bauchhirn zusätzlich. Ich persönlich verordne seit über dreißig Jahren Heilerde mit großem Erfolg, wenn es um Entgiftung und Entschlackung geht. Meistens kombiniert mit Basica (einem Mineralstoffpräparat mit »basizidierenden« Eigenschaften), wenn Sie übersäuert sind, und Wobenzym, einem sehr wirksamen Enzympräparat zur Normalisierung eines fehlerhaften Stoffwechsels. Aufgrund unserer heutigen Lebensweise wäre es vielleicht auch im Rahmen einer Frühjahrskur anzuraten, mal ein paar Wochen innerlich Heilerde und Basica nach Packungsbeilage beziehungsweise Rat Ihres Behandlers einzunehmen, im Falle einer Krankheitsdisposition vielleicht noch ein ähnliches Präparat einer anderen Firma wie »Wobemucos« dazu. Und dann eventuell noch »Legalon« zur Leberunterstützung: Schon hat man eine kleine, aber feine Bauchhirn-und-Leber-Entgiftungstherapie zusammengestellt.

BAUCHWICKELUTENSILIEN

- Eine wasserfeste Unterlage, die die Liegefläche vor Feuchtigkeit schützt.
- Eine große Decke oder ein Badetuch, um den Bauchwickel warmzuhalten und ihn von außen am Körper befestigen zu können.
- Ein dickeres weiches Tuch als Zwischeneinlage.
- Ein dünnes Baumwoll- oder Leinentuch (zum Beispiel ein Küchentuch) als Innentuch. Es sollte so groß sein, dass es sich mindestens einmal zusammenfalten lässt. Dieses Tuch muss je nach Wickelart vorbehandelt werden.

Rezepte

- Für einen warmen trockenen Wickel wärmen Sie das Innentuch auf der Heizung, in einem geschlossenen Topf oder im Backofen bei 150 Grad Celsius etwa 10 Minuten vor.
- Für einen warmen feuchten Wickel mit oder ohne Kräuter (je nach Vorliebe oder Beschwerde) stellen Sie eine Schüssel mit 35 bis 40 Grad Celsius warmem Wasser bereit. Geben Sie die entsprechenden Kräuter, Gewürze oder einfacher noch Tinkturen hinzu (lassen Sie sich bei der Auswahl von Ihrem Behandler oder Apotheker beraten). Von den Kräutern müssen Sie allerdings zuallererst einen Auszug angefertigt haben, der je nach Kraut oder Gewürz unterschiedlich lange ziehen muss. Legen Sie dann das dünne Leinen- beziehungsweise Baumwolltuch hinein, das im Inneren des Wickels seine Wirkung entfalten soll.
- Für einen kalten feuchten Wickel (unterstützend bei erhöhter Temperatur oder bei leichtem bis mittlerem Bluthochdruck, auch dort als erste Hilfe zu empfehlen, sofern keine andere Möglichkeit vorhanden ist) brauchen Sie eine Schüssel mit Wasser (lauwarm: 28 bis 35 Grad Celsius, kalt: 10 bis 22 Grad Celsius).
- Für einen Kohlwickel (unterstützend bei gutartigen Geschwüren) blanchieren Sie kurz die Kohlblätter. Begradigen Sie die Blätter mit einem Nudelholz und ritzen Sie mit einem Messer den Stiel ein oder schneiden Sie ihn flach. Eine Flasche kann auch als Ersatz zum Flachwalzen dienen. Legen Sie die Blätter auf den nackten Bauch.

- Für einen Leinsamenwickel (unterstützend bei allgemeinen Beschwerden) kochen Sie eine Tasse Wasser mit der eineinhalbfachen Menge Leinsamen in einem großen Topf kurz auf und lassen Sie die Masse anschließend auf Handtemperatur abkühlen. Achtung, durch den hohen Wassergehalt des Leinsamens kann dieser Wickel heißer wirken als gedacht, also bitte die Wärme am Unterarm testen. Aber wenn die Temperatur passt, ist der Wickel einfach herrlich und entspannend.

- Für einen Kartoffelwickel (beruhigend und entspannend, Entgiftung über die Haut, ersatzweise Eichenrindenabsud) waschen und kochen Sie ein bis zwei ungeschälte mehlige Kartoffeln. Geben Sie zwei bis drei Blatt Küchenpapier auf ein Küchenhandtuch, dann die weich gekochten und heißen Kartoffeln hinzu und zerquetschen Sie sie dort. Lassen Sie die Kartoffelmasse im Handtuch auf Handtemperatur abkühlen.

Zunächst platzieren Sie die wasserfeste Unterlage sorgfältig auf dem Bett. Ein Bauchwickel sollte in drei Schichten angelegt werden. Haben Sie alle Zutaten beisammen, können Sie die Tücher vorbereitend auf das Bett legen.

Legen Sie dann die Decke oder das Badehandtuch in Bauchhöhe quer über das Bett. Nachdem sich der Patient auf die Decken in die Liegestatt gelegt hat, kommt das Innentuch über den Bauch. Dazu verwenden Sie je nach Rezept:

- für den warmen, trockenen Wickel: das vorgewärmte trockene Tuch;
- für den feuchten Wickel: ein feuchtes Tuch (tauchen Sie

dazu das Tuch vorher in die vorbereitete Wasserschüssel mit dem jeweiligen Kräuter- oder Gewürzabsud ein und wringen Sie es gut aus);

- für den Leinsamenwickel (bequemere Anwendung mit einem Leinsamenpaket): die aufgequollenen, warmen Leinsamen im Küchentuch;
- für den Kartoffelwickel: das Küchentuch mit der Kartoffelpackung.

Vorsicht bei Kindern und älteren Menschen: Testen Sie die richtige Temperatur des Wickels, bevor Sie Ihren »Patienten« oder sich selbst einpacken. Legen Sie dazu Ihre Hand mit der Handfläche auf den Bauch zwischen Wickel und Bauch. Wird es zu heiß, müssen Sie den Wickel noch einmal abkühlen lassen, sonst drohen Verbrühungen oder Verbrennungen.

Auf das Innentuch legen Sie nun das dickere Tuch als Zwischenlage, und zuletzt wickeln Sie das äußere Tuch möglichst faltenlos um den Bauch des Patienten. Der Wickel darf ruhig fest sein, aber nur so, dass er den Kranken nicht unangenehm einschnürt.

Wichtig: Der/die Gewickelte sollte sich in jedem Fall wohlfühlen. Ist dies nicht der Fall, beginnen Sie das Ganze bitte von vorn!

Die Anwendungsdauer des Wickels hängt von seinem Ausgangsrezept ab. Trockene Wickel dürfen einige Stunden angelegt bleiben, feuchte warme nur maximal 2 Stunden. Feuchte kalte Wickel müssen spätestens dann abgenommen werden, wenn der Patient leicht zu frieren beginnt. Leinsamen- und Kartoffelwickel dürfen bis zu 3 Stunden genossen werden.

Achten Sie beim Abnehmen des Wickels darauf, dass sich der Behandelte nicht verkühlt. Da die Wirkung eines Bauchwickels recht anstrengend sein kann, sollte man danach noch ein wenig ruhen.

Gymnastik fürs Bauchhirn

Außerhalb der Bauchwickelanwendungen sollten Sie sich immer wieder mal entspannt auf den Rücken legen und die Beine anwinkeln. Stellen Sie die Füße so auf die Unterlage, dass sich Ihre Knie berühren (diese Haltung entspannt den Bauch).

Atmen Sie ein paarmal ruhig und tief in den Bauch hinein und wieder aus.

Dann halten Sie nach dem Ausatmen die Luft an, atmen nicht mehr weiter und ziehen Ihren Bauch mit den Muskeln weit nach oben zu den Rippen, dann strecken sie Ihren Bauch so weit wie möglich heraus und ziehen ihn erneut weit nach oben zu den Rippen und schieben ihn wieder weit nach außen.

Dann können Sie ruhig wieder ein- oder zweimal tief ein- und ausatmen und nach der nächsten Ausatmung von vorn beginnen.

Mit ein wenig Übung schaffen Sie auch vier, fünf oder sechs Hochzieh- und Rausstreckbewegungen hintereinander, bevor Sie wieder atmen müssen. Nach einer Weile merken Sie, dass sich die Gase und die Schlacken im Darm verlagern und in Richtung Anus bewegen.

Die Luft, die abgeht, riecht nur sehr wenig bis kaum, und Sie spüren, wie es Ihnen fühlbar leichter wird.

Wer längere Zeit kontinuierlich trainiert, kann die Wirkung noch erheblich verstärken, wenn er nach dem Ausatmen die Finger beider Hände an den Bauch legt, beim Herausstrecken des Bauchs nur die Position beibehält und dem Gegendruck des sich herausschiebenden Bauchs standhält. Beginnen Sie mit der Massage am besten in der Bauchmitte auf der rechten Seite, also rechts oberhalb des Bauchnabels, und gehen Sie mit jeder Ausatmung mit den Händen ein wenig im Uhrzeigersinn weiter. Dann machen Sie rechts unten in Höhe des Blinddarms mit der Handmassage weiter, wandern mit jeder Ausatmung ein Stück mehr nach oben zu Ihrem rechten Rippenbogen und setzen Ihre Hände auch so weit wie möglich unter den Rippen ein. Quer über den Bauch geht die Selbstbauchmassage nun zum linken Rippenbogen und von da aus nach unten in die linke Leistengegend.

Kneift es mal an einer Ecke oder gurgelt es unter Ihren Händen, machen Sie ruhig weiter, die Erleichterung erfolgt bald. Sie können auch die Hände zu leichten Fäusten formen und mit den Fingerrücken kräftig mit Auf-und-ab-Bewegungen den Bauch im Uhrzeigersinn reiben. Legen Sie auch mal Ihre Hände seitlich an die Taille (Daumen nach hinten, Finger nach vorne) und greifen Sie beherzt zu, lassen Sie die Finger kneten und die ganze Hand arbeiten, es wird Ihnen guttun.

Empfehlenswert ist es, diese Übung frühmorgens vor dem Aufstehen zu machen, dann sind Sie bereits richtig wach, wenn Ihr Tag beginnt.

Wiederholen Sie die Übung abends, wenn Sie ins Bett gehen. Diejenigen mit kalten Füßen bekommen dann für gewöhnlich endlich auch mal warme Füße. Mit der Zeit wirkt diese Übung auch günstig auf Ihren Verdauungsprozess.

Optimal wäre es, die Bewegungen des Hochziehens und Herausschiebens jeweils hundertmal gepaart mit der Atmung zu machen. Der wohltuende Effekt stellt sich dann sehr schnell ein. Mit ein wenig Übung geht das immer flotter.

Das Schwierigste an dieser Übung ist, die Bewegung bewusst bei ausgeatmeter Luft durchzuführen, ohne automatisch einfach weiterzuatmen.

C. Die Colon-Hydro-Therapie und Symbioselenkung

Sie haben alle bisher empfohlenen Übungen und Anwendungen durchgeführt? Trotzdem hat nichts so richtig geholfen? Und Ihre Beschwerden plagen Sie immer noch? Dann sollten Sie mal an eine fundamentale Darmsanierung mit einer Colon-Hydro-Therapie und Symbioselenkung denken. (Der Begriff »Colon-Hydro-Therapie« ist abgeleitet von den griechischen Wörtern *kōlon* für »Glied, Darm« und *hýdōr* für »Wasser«.)

Eine Darmsanierung ist ein wichtiger Schritt auf dem Weg zur Gesundheit. Mit den folgenden Tipps lässt sich Ihr Organismus sanft und dennoch wirkungsvoll auf eine natürliche Reinigung Ihres Verdauungstrakts einstimmen. Ja, sie werden den vollen Erfolg einer Darmsanierung eigentlich erst ermöglichen und deren Wirkung enorm steigern. Und wenn Sie den einen oder anderen Rat als so angenehm empfinden, dass Sie auch nach erfolgreichem Abschluss Ihrer Darmreinigung nicht mehr davon ablassen mögen, ist dies umso besser für Ihre Verdauungsorgane und Ihr gesamtes körperliches Wohlbefinden.

Der Einlaufeffekt

Einläufe haben seit alters nicht nur reinigende Wirkung. Wird nämlich eine Flüssigkeit anal eingeführt, dann übt diese auf die Reflexzonen des Dickdarms einen Druck aus – ein wenig ähnlich dem einer Massage von innen. Diese Stimulierung sorgt bereits für erste kräftige Impulse zur Selbstheilung des Körpers.

Ganz besonders aber auch in Verbindung mit einer einfühlsamen und tief gehenden Massage lösen sich mit dem Wasser Altlasten wie alter Kot und Schleim, der an den Darmwänden klebt. Durch die gleichzeitige Bearbeitung werden die Bauchhirnreflexzonen in besonderem Maße stimuliert. Das Ergebnis ist eine Harmonisierung des gesamten Organismus auf allen Ebenen.

Ein Einlauf selbst erreicht nur etwa das letzte Drittel des Dickdarms, während man mit einer gut durchgeführten Colon-Hydro-Therapie den ganzen Dickdarm bearbeitet. Das Wasser ist sozusagen das Medium, mit dem man den Abtransport der durch die Massage gelösten Kot- und Schleimreste sowie auch Verknasterungen um Divertikel herum hinausbefördern kann.

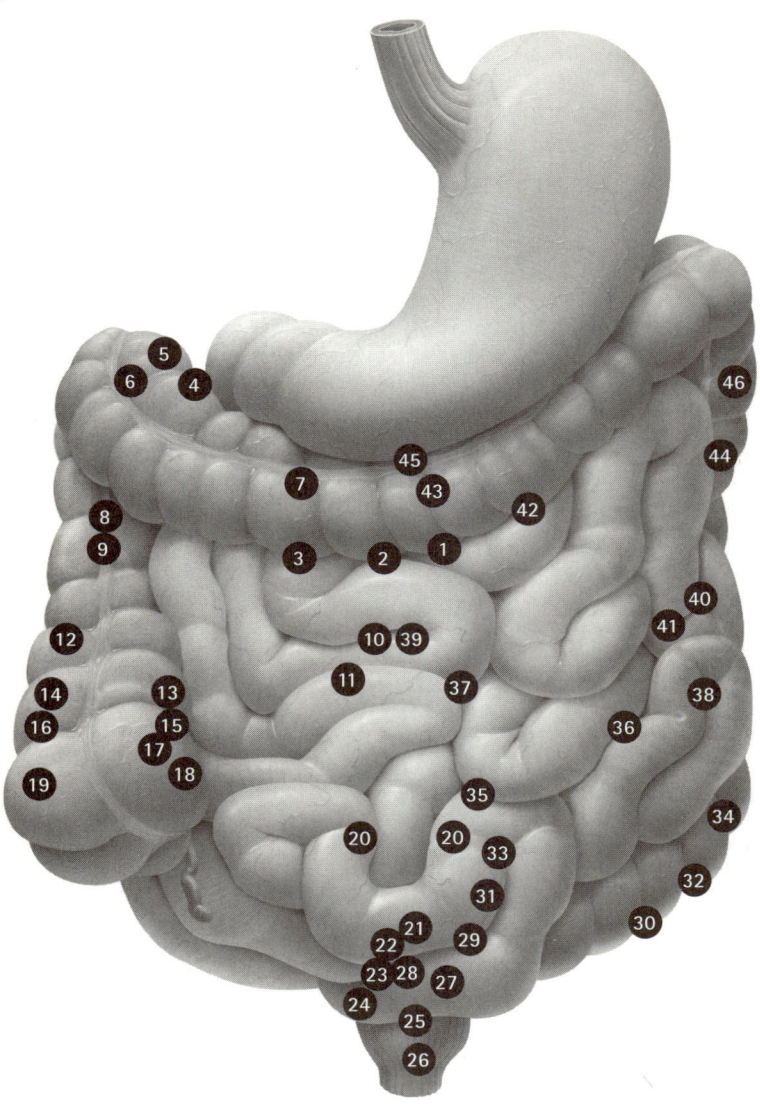

Grafik A: Die Darmhirnreflexzonen, die automatisch bei einer Colon-Hydro-Therapie mit massiert werden.

1. Bronchien
2. Speiseröhre
3. Luftröhre
4. Herz
5. Gallenblase
6. Leber
7. Kritikunverträglichkeit
8. Wut
9. Kalziummangel
10. Sucht
11. Schock
12. Schilddrüse
13. Augen
14. Asthma
15. Mandeln
16. Schnupfen
17. Schwindel
18. Ohren
19. Heuschnupfen
20. Angst vor Verletzung
21. Angst vor Schmerzen (im dahinter liegenden Dickdarm)
22. Lebensangst (im dahinter liegenden Dickdarm)
23. Selbstvertrauen
24. Geschlechtsdrüsen
25. Gebärmutter
26. Prostata
27. Fehlendes Selbstvertrauen
28. Brustdrüsen (im dahinter liegenden Dickdarm)
29. Gefühlsstau
30. Blase
31. Verlustangst
32. Hoden
33. Angst vorm Alleinsein
34. Störungen im zentralen Nervensystem
35. Emotionale Starre
36. Emotionale Schuld
37. Schock
38. Nieren (im dahinter liegenden Dickdarm; von der Seite aus greifen)
39. Sucht
40. Nebennieren (untendrunter im dahinter liegenden Dickdarm)
41. Schlafstörungen (im dahinter liegenden Dickdarm)
42. Manipulation/Gewalt
43. Seelischer Druck – Macht/Ohnmacht
44. Schmerz und Leid
45. Bauchspeicheldrüse
46. Opferrolle/Helfersyndrom

DIVERTIKEL

Gehäuft treten bei Menschen mit chronischer Obstipation, ballaststoffarmer Ernährung, schlechten Kaugewohnheiten, Übergewicht und Bindegewebsschwäche Darmwandaussackungen auf, die man »Divertikel« nennt (vom lateinischen *diverticulum* für »Abweg, Seitenweg, Abweichung«, Bezeichnung für die Ausbuchtung eines Hohlorgans). Wahrscheinlich führt der erhöhte Druck im Darm an vorhandenen Schwachstellen der Darmwand, insbesondere den Eintrittsstellen von Blutgefäßen, dazu. Somit wird auch klar, warum Divertikel bei Zunahme der im Alter auftretenden Gewebeschwächen gehäuft auftreten, vor allem wenn eine familiäre Disposition zu Krampfadern, Hämorrhoiden und anderen Bindegewebsschwächen besteht.

Am häufigsten (80 Prozent) treten Divertikel im Sigma auf, der S-Kurve des Darmes kurz vor dem After, allerdings kann die Erkrankung auch in anderen Bereichen des Dickdarms vorkommen. Manchmal ist sogar der gesamte Dickdarm davon betroffen.

Das reine Vorhandensein von Darmdivertikeln (die Divertikulose) ist harmlos und macht keine Beschwerden. Ich denke, eine Operation wäre vergleichbar dem Schießen mit Kanonen auf Spatzen, sofern kein weiterer und dringender Grund vorliegt.

Solange Divertikel keine Beschwerden verursachen, ist keine akute Behandlung notwendig. Prinzipiell ist jedoch eine Nahrungsumstellung auf gedünstete pflanzliche, ballaststoffreiche und nicht blähende Kost mit ausreichender Flüssigkeitszufuhr bei besonders gutem Kauen (mindestens vierzigmal pro Bissen) zu empfehlen. Dadurch wird der Stuhl weicher und kann den Darm einfacher passieren. Rohkost ist bei Divertikeln nicht empfehlenswert oder muss extrem gut gekaut werden (Ihr Magen und Ihr Darm haben schließlich keine Zähne, um die Karotten zu zerkleinern). Bauchübungen (»Gymnastik fürs Bauchhirn«) und Bauchmassage helfen sehr dabei, die Muskulatur um die Darmwände herum wieder zu stärken und einzelne Divertikel durch stetes Training wieder loszuwerden. Wenn die Ernährungsumstellung allein nichts bringen sollte, wäre die Reisschleimkur (siehe weiter unten) empfehlenswert. Ein guter Colon-Hydro-Therapeut kann bei gleichzeitiger Ernährungsumstellung durch die einfühlsame Massage Divertikel auflösen und zum Verschwinden bringen.

Das anregende Prinzip eines jeden Einlaufeffekts lässt sich grundsätzlich mit dem der Akupunktur vergleichen. Bei der Akupunktur geht man davon aus, dass die gezielte Anregung bestimmter Körperpunkte durch Druck, durch Erwärmung oder durch Bauchwickel den Gesundheitszustand eines weiter entfernt liegenden Organs oder Körperteils günstig beeinflussen kann. Der Impuls wird dabei über feinenergetische Bahnen weitergeleitet, die sogenannten Meridiane.

Jeder Punkt im Darm hat eine nervliche und auch eine energetische Verbindung zu einem ganz bestimmten Körper- und/oder Seelenbereich. Also können Probleme in jedem beliebigen anderen Körperorgan auftreten oder begünstigt werden, wenn dessen zugehörige Reflexzonen im Darm von Kotablagerungen, giftigen Stoffwechselendprodukten oder anderem belastet sind. Ist beispielsweise der Anfangsbereich des aufsteigenden Dickdarms von Kotresten zugekleistert, kann es ohne Weiteres sein, dass ein mehr oder weniger weit entferntes Organ wie die Leber davon irritiert wird, da an diesem Punkt auch ihre korrespondierende Reflexzone ansässig ist. Daher können durch Einläufe oder eine Colon-Hydro-Therapie Beschwerden, die man primär nicht direkt mit dem Darm oder dem Bauchhirn in Zusammenhang bringen würde, sich auf vordergründig unerklärliche Art und Weise in Luft auflösen.

Der durchgreifende Erfolg ist auch stark mit davon abhängig, inwieweit Sie Ihre gewohnte Ernährung während der Zeit der Darmsanierung umzustellen vermögen. Denn je weniger Belastendes hinzukommt, desto schneller und besser kann an die uralten Schlacken herangegangen werden.

Wer natürlich fasten oder zumindest auf Reisschleim ausweichen kann, wird immer einen höheren Erfolg verzeichnen als jemand, der in dieser Zeit »völlig normal« weiterisst.

Normalerweise sind mindestens sechs bis zehn Sitzungen nötig, bis die erwarteten Erfolge eintreten und bis man sich durch die »Altlasten« durchgegraben hat. Sie werden intuitiv merken, wann es so weit ist.

Ähnlich wie eine Thrombose entsteht, bildet sich bei jedem Menschen, ganz besonders bei unsachgemäßer Ernährung, eine zunehmende Verschlackung. Zuerst setzen sich kleinste Teilchen an den Darmwänden und in den Darmzotten fest. Täglich kommen weitere hinzu, und mit der Zeit entsteht eine Innenschicht, die das Fassungsvermögen des Darms auf die Hälfte oder noch weniger reduziert. So wird der Durchfluss des Speisebreies erheblich behindert. Am empfindlichsten wirkt sich das auf die Verengung in den Dickdarmbiegungen aus, die ohnehin anatomische Problemzonen darstellen. Dort staut sich nicht selten der Darminhalt an, sodass es im Extremfall zum Stillstand der Darmbewegungen kommen kann. Der in Zersetzung befindliche Darminhalt erzeugt zusätzlich fortwährend giftige Gase, die im steten Bestreben, sich auszudehnen, nicht nur sichtbar den Bauch aufblähen und andere Organe wie das Herz oder den Magen in räumliche Bedrängnis bringen, sondern durch den entstehenden Druck auch die Darmwände durchdringen und so in den Blutkreislauf gelangen. Bei Verdauungsproblemen wird nur ein Bruchteil dieser giftigen Substanzen mit abgehenden Blähungen oder über den Atem ausgeschieden. Der größte Teil verbleibt aber im Körper, bewirkt einen unangenehmen Blähbauch und ein Völlegefühl sowie den Hochstand des Zwerchfells (Roemheld-Syndrom), worauf sehr viele vermeintliche Herz- und Kreislaufschäden zurückzuführen sind.

Aber auch das Deponieren von Giften im Organismus verursacht häufig einen erheblichen Anteil an Leiden des rheumatischen Formenkreises, von denen der daran Leidende betroffen ist. Zudem fällt auf, dass die am stärksten giftstoffbeladenen Dickdarmkurven, speziell im Bereich des S-förmigen Endabschnitts, besonders häufig von Dickdarmkrebs befallen werden. Wie die Praxis gezeigt hat, können diese Problemzonen ganz besonders gut durch eine mit Darmmassage kombinierte Colon-Hydro-Therapie saniert werden.

Ein katholischer Geistlicher hatte zum Beispiel die Gewohnheit, aus gesundheitlichen Gründen alljährlich vier Wochen unter fachkundiger Anleitung mit frisch gepresstem

Gemüsesaft zu fasten. Diese Kur hatte er jeweils mit Glaubersalz und Einläufen unterstützt. Weil aber seit dem zwölften Kurtag keine nennenswerten Darmausscheidungen mehr stattfanden, beschloss er, die Probe aufs Exempel zu machen und sich einer Colon-Hydro-Therapie zu unterziehen, mit dem Ergebnis, dass noch länger als eine Woche alltäglich versteckte Darmschlacken zutage gefördert wurden.

Unsere Darmwände sind weder glatt noch gerade. Stattdessen schlängeln sie sich in zahlreichen Windungen und Krümmungen und bilden unzählige Falten mit dementsprechend vielen Tälern und Bergen, in denen sich halb verdaute Lebensmittel unbemerkt einnisten können. Im Laufe der Zeit behindern diese die Funktionen des Bauchhirns zunehmend und damit auch die des Darms, aber ebenso anderer Organe indirekt durch die schon angesprochene Blockade der Reflexzonen. Nicht genügend gekaute und/oder unverdaute Nahrungsreste hinterlassen einen mehr oder weniger festen Schleimüberzug auf den Darmwänden, der natürlich die Funktion einschränkt: Nährstoffe werden nicht mehr hinreichend aufgenommen, Folgeerscheinungen wie ein geschwächtes oder irritiertes Immunsystem sind die logische Konsequenz.

Die Colon-Hydro-Therapie im Einzelnen

Je nach Ursache gestalten sich die Probleme des Patienten unterschiedlich, weswegen unterstützend zur Entgiftung durch die Colon-Hydro-Therapie eine individuelle Reduktionsnahrung empfohlen wird, die aus basischer Kost bestehen und je nach Schwere des Problems notfalls auch bis zur Tee-Fasten-Kur gehen kann. Viele Patienten kommen während dieser Therapie mit Reisschleim und Apfelkompott aus.

Dem Fingerspitzengefühl des Therapeuten obliegt es, den krank machenden Darminhalt und Gase auf sanfte und für den Patienten angenehme Art hinauszubefördern. Dies gelingt am besten, wenn die wohltuende Ruhe und ein Gefühl der Geborgenheit vom Therapeuten auf den Patienten übergehen.

Im Schnitt verliert ein Patient – egal, welcher Statur – etwa 5 Prozent Gewicht (2 bis 6 Kilo) innerhalb einer Woche. Das ist mehr, als er allein bei reduzierter Kost abnehmen würde. Etwa die Hälfte besteht aus alten Schlacken, die im Darm eingelagert waren.

Der ganze Vorgang läuft über einen geschlossenen Kreislauf ab, bei dem wir an keiner Stelle mit Altlasten in Berührung kommen. Ein durchsichtiger Schlauch und ganz besonders eine Glasröhre im Gerät machen sichtbar, was sich an Schlacken gelöst hat und ins Abwasser abtransportiert wird. Was auf der materiell-körperlichen Ebene eine Loslösung von jahrelang angehäuften verknasterten Rückständen bedeutet, sollte gleichzeitig auch während dieser Zeit auf der seelischen Ebene stattfinden (sehr hilfreich dabei ist das Buch *Kraft zum Loslassen* von Melody Beatty [siehe Literaturverzeichnis]).

Es gibt keinen besseren Ort und auch keine bessere Situation, um das alles mal gründlich loszuwerden, was einen jahrelang belastet hat. Für das Bauchhirn und damit auch für den Geist-Seele-Körper-Prozess ist eine mehrmalige Reinigung mit anschließendem Aufbau der Darmflora die bestmögliche und schnellste Regeneration, sofern der Therapeut oder die Therapeutin (gemeint sind auch im Folgenden immer beide Geschlechter) über ein paar Grundkenntnisse und Regeln verfügt:

1. Es sollte nur mit gefiltertem reinem Wasser gearbeitet werden.
2. Der Therapeut sollte allgemeine und spezielle Ernährungsregeln beherrschen.
3. Er sollte die Anatomie des Bauches inklusive Massage beherrschen.
4. Er sollte in Gesprächstherapie bewandert sein.
5. Er sollte allgemeine Lebensführungsregeln zur Prävention für Krankheiten beherrschen.
6. Er sollte über die Darmflora, deren Diagnose und deren Aufbau Bescheid wissen.
7. Er sollte sich in der Funktion des Bauchhirns auskennen.
8. Er sollte wissen, was dem Bauchhirn guttut und was nicht.
9. Er sollte genau seine Möglichkeiten und Grenzen kennen.
10. Er sollte sich in den Patienten hineinversetzen und nicht erwarten, dass es umgekehrt passiert. Er sollte viel Fingerspitzengefühl haben!
11. Und last, but not least: Die Menschen zu mögen und gern zu berühren ist ebenso unabdingbar für eine gute Darmsanierung.

Der Patient liegt bei der Colon-Hydro-Therapie entspannt und zugedeckt auf dem Rücken. In seiner Analöffnung steckt ein kurzes, steriles Einmalrohr, das für Wasserzu- und Wasserablauf mit zwei ebenfalls sterilen Einmalschläuchen verbunden ist.

Die Spülung beginnt bei schwachem Wasserdruck mit körperwarmem Wasser (37 Grad Celsius), wobei die Temperatur den Bedürfnissen des Patienten zwischen 25 und 41 Grad angepasst werden kann. Gleichzeitig setzt eine sanfte, aber tief gehende Massage des gesamten Bauchraums ein, um Verspannungen zu lösen, alte Kotablagerungen zu lockern und hinauszubefördern. Selbst Divertikel werden in Bewegung gebracht.

Abwechselnd mit tief gehender Massage, Wasserfüllungen und leichten Schaukelbewegungen des Bauchs lösen sich auf solche Weise Brocken für Brocken und Schicht für Schicht des heimlichen Mülldepots. So spürt auch der Patient, wie es in seinem Innern zu arbeiten beginnt und sein Darm freier wird.

Die gelösten uralten Kotbrocken, Pilznester und fingerdicke Schleimschlingen von einer Länge bis zu 1,50 Metern fließen dann durchs Ablaufrohr in den Ausguss. Auf diesem Weg passieren sie ein beleuchtetes Fenster im Therapiegerät, durch das der Patient den Behandlungserfolg beobachten kann. Das Ganze ist als luftdicht abgeschlossenes System angelegt, das jede Geruchsbelästigung vermeidet.

Es ist empfehlenswert, diese Therapie mit einer acht- bis zehntägigen Fasten- oder Reisschleimkur zu verbinden. Im Allgemeinen sind nämlich acht bis zehn Behandlungen nötig, um einen jahrzehntelang mit Schadstoffen überfluteten Darm zu sanieren. Jede Sitzung dauert etwa 45 bis 60 Minuten.

Zerstören Darmspülungen die Darmflora?

Manche Mediziner beanstanden, dass durch die Colon-Hydro-Therapie nützliche Darmbakterien ausgespült würden. Wer eine Darmreinigung nötig hat, mag jedoch viele Dinge haben, eine gesunde Darmflora gehört allerdings nicht dazu.

Auf einem verseuchten Boden würde wohl niemand Nutzpflanzen anbauen. Er wird zuerst einmal den Boden abtragen und säubern und dann erst frisch bepflanzen, damit alles prächtig gedeiht. Genauso sollte man logischerweise auch bei einer Sanierung des Darms vorgehen. Wer die Gifte und Schlacken nicht zuerst aus dem Darm herausbekommt, zäumt das Pferd von hinten auf. Dann braucht man sich nicht zu wundern, wenn der Versuch einer Sanierung des Darms beschwerlich sein kann, sich sehr in die Länge zieht oder gar nichts bringt, weil schon im Ansatz alles falsch gemacht wird, was falsch gemacht werden kann.

Leider war das sehr oft der Grund, warum Patienten auf das Stichwort »Darmsanierung« nicht gerade mit Freudenstürmen reagiert haben, sondern eher mit der kritischen Bemerkung, dass sie die schon mal gemacht hätten und im wahrsten Sinne des Wortes so gar nichts dabei herausgekommen war. Nachdem ich von den Patienten erfahren hatte, wie das Ganze denn durchgeführt worden war, musste ich nicht lange rätseln, bis die Fehler offenlagen.

Wer gesund ist und auch über eine optimale Darmflora verfügt, benötigt keine Darmsanierung. Denjenigen, die über keine optimale Bakterienflora verfügen, sei zum Trost gesagt:

Man kann und man sollte eine suboptimale Darmflora mit einer Symbioselenkung unbedingt wieder aufbauen, weil sie für unsere Gesundheit enorm wichtig ist.

Darmflora und Symbioselenkung

Die Bakterienarten im Darmkanal sind teils der Fäulnisflora, teils der Säuerungsflora zuzuordnen. Im Idealfall besteht ein biologisches Gleichgewicht, das man heutzutage aber nur selten vorfindet. Im krankhaft gestörten Zustand findet man dagegen ein Missverhältnis vor, das wie gesagt »Dysbiose« genannt wird. Bei dysbiotischen Verhältnissen im Darm hat die Säuerungsflora meist erheblich abgenommen, während Fäulnisbakterien sich übermäßig ausgebreitet haben. Mithin besteht das Therapieziel darin, diesen Zustand durch Vermehren der Säuerungsflora umzuwandeln, wodurch die Fäulnisflora auf ihren ursprünglichen Bestand zurückgedrängt wird.

Das Problem ist leichter lösbar als zuweilen befürchtet. Die Natur trifft nämlich bei oraler Zufuhr von Keimen schon selbst eine nützliche Auswahl. Die meisten Krankheitserreger und Fäulnisbakterien, die durch den Mund ins Körperinnere gelangen, sind gegen das salzsaure Milieu des Magens sehr empfindlich. Sie sterben darin ab, bevor sie den Darmtrakt erreichen, während erwünschte Symbionten als naturgewollte Partner die Säuresperre im Magen unbeschädigt überwinden können. Der Erfolg tritt umso sicherer ein, je höher die Zufuhr von körperfreundlichen Keimen dosiert wird und je eher der Patient bereit ist, auf die Bedürfnisse seiner Darmflora Rücksicht zu nehmen.

Was in dieser Richtung zu tun ist, erfährt er sowohl im Befundbericht des Labors als auch von der Interpretation des Behandlers.

Eine gezielte Symbioselenkung durch Zufuhr genau ausgewählter Kulturen, manchmal über Monate hinweg, führt in den meisten Fällen zu einer Normalisierung der Probleme, die direkt oder indirekt durch eine Dysbiose hervorgerufen worden sind. Günstigstenfalls kann das durchaus, wie ich selbst schon oft beobachtet habe, zur vollkommenen Genesung führen.

Symbiontenkulturen, die in Joghurterzeugnissen angeboten werden, erreichen wie gesagt nicht lebend ihr Zielgebiet, den Dünn- oder Dickdarm. Die Säurebarriere des Magens tötet alle Bakterien ab, die nicht geschützt sind. Ohne diese Säurebarriere könnte kein Säugetier existieren.

Eine Symbioselenkung ist unter anderem auch über die Zufuhr von Lactulose oder bei entsprechendem Befund über die fachkundig überwachte Bakterienzufuhr in säureresistenter Form erreichbar. Lactulose ist ein synthetisches Disaccharid (Zweifachzucker), das aus Lactose (Milchzucker) gewonnen wird. Lactulose kann im Gegensatz zur Lactose nicht vom menschlichen Körper verwertet werden, weswegen es auch als Abführmittel bei Stuhlverstopfung verwendet wird. Lactulose beeinflusst die Darmflora unter anderem deswegen günstig, weil Lactobazillen und Bifidobakterien in ihrem Wachstum verstärkt werden (siehe dazu auch Bild 9 und Bild 10, Bildteil).

Bei der Frage, warum es trotz persönlicher Hygiene zu einer Dysbiose der Darmflora kommen kann, muss in unserem näheren Umfeld zunächst auf mangelhaft gepflegte öffentliche Sanitäranlagen, etwa verunreinigte Toiletten entlang der Autobahnen, in Zügen und Flugzeugen hingewiesen werden. Schwieriger wird es dann schon mit den tropischen Erregern, die man sich bei Nah- und Fernreisen nicht nur beim Essen an Straßenküchen, bei einer leckeren Eiscreme, frisch gewaschenen Salaten oder mit den allseits so beliebten Eiswürfeln im Erfrischungsdrink einfangen kann. Die in entsprechenden Ländern lebende Bevölkerung hat sich bis zu einem gewissen Grad an ihre Wasserqualität angepasst und Resistenzen entwickelt. Menschen aus unseren Regionen kann so etwas leicht aus den Socken hauen und schlimmstenfalls für Monate böse außer Gefecht setzen. Manch einer hatte sogar jahrelang an den unterschiedlichsten Nachfolgeerkrankungen einer Darmfehlbesiedlung zu knabbern, wie ich leider des Öfteren feststellen musste.

Speziell der weltumspannende Luftverkehr, der binnen weniger Stunden kontinentale Entfernungen überbrückt, birgt Gefahren in sich, dass ganze Stämme körperfeindlicher Keime aus fernen Klimazonen eingeschleppt und auf Menschen übertragen werden, die über keine ausreichenden Abwehrkräfte gegen diese Fremdlinge verfügen.

Mit unkontrolliert sich ausbreitenden oder auch den in der Gentechnik zur Herstellung von künstlichen Aromastoffen und vielem anderen verwendeten künstlich hergestellten Darmbakterien ist wirklich nicht zu spaßen. Eine Symbioselenkung gehört deshalb in jedem Fall nach Abklärung des Zustands der Darmökologie durch ein dafür spezialisiertes Labor in die Obhut eines fachkundigen Therapeuten.

Abgesehen von den genannten Ursachen dürfen medikamentös ausgelöste Einflüsse auf die Darmflora nicht unterschätzt werden. Durch die Einnahme von Antibiotika, Cortison und auch der Antibabypille werden die in Symbiose mit dem Menschen lebenden Darmbakterien mehr oder weniger stark geschädigt. Cortison und viele andere Medikamente verändern die Struktur der Darmschleimhaut, sodass sie nach und nach immer mehr aus dem Gleichgewicht gerät. Eine ähnliche Reaktion erfolgt zum Beispiel auch auf die sogenannten H-2-Antagonisten, die eingesetzt werden, um Sodbrennen entgegenzuwirken (Magensäureblocker).

Mitunter sind in der gestörten Dickdarmflora diverse Hefepilze im Übermaß anzutreffen. Sie gehören zu einem gewissen Anteil, ebenso wie verschiedene Fäulnisbakterien, zu einer gesunden Darmflora. Erst im Übermaß entwickeln sie sich zur unerwünschten Fremdflora, die mit Produkten ihres Stoffwechsels wie Ammoniak und Fuselalkoholen den Organismus unnötigerweise belasten und zugleich dem harmonischen Miteinander der residenten Darmflora entgegenwirken. Durch eine gezielte Zufuhr von lebenden Keimen der Säuerungsflora in Gestalt von Bifidobakterien und Lactobazillen ist es möglich, die schädlichen Eindringlinge zurückzudrängen.

Damit eine gestörte Darmflora mit Aussicht auf Erfolg behandelt werden kann, sind also zuvor ihre Ursachen zu erforschen. Sowohl innere als auch äußere Faktoren können am Entstehen krankhafter Zustände beteiligt sein. Demnach ist die Anamnese früher überstandener Leiden und dagegen angewandter Medikamente ebenso in Betracht zu ziehen wie aktuelle Unpässlichkeiten.

Wenn all diese Bereiche ausführlich mit dem Patienten erörtert worden sind, wird durch eine bakteriologische Stuhluntersuchung geklärt werden müssen, mit welchen Maßnahmen sein gegenwärtiges Leiden behandelbar ist.

Die Untersuchung der Stuhlproben erfolgt in einem Labor, das sich auf die Analyse von Darmfloren und mikrobiologischen Proben spezialisiert hat (zum Beispiel L + S »Enterosan«, die Adresse finden Sie am Ende des Buches). Man kann bei Bedarf auch HNO-Abstriche, Wundabstriche, Hautgeschabsel, Sputum (Spucke), Harnröhrenabstriche oder den Urin untersuchen lassen. Im Untersuchungsergebnis wird die genaue Zusammensetzung des Untersuchungsgutes aufgeschlüsselt nach Art und Menge der vorgefundenen Bakterien, ausführlich beschrieben und im Zusammenhang mit der Anamnese erörtert.

Aus dem Ergebnis der Stuhluntersuchung abgeleitete Ernährungs- und Therapieempfehlungen zielen darauf hin, körperfeindliche Keime durch Zufuhr dafür geeigneter Darmbakterien zu verdrängen.

D. Meridianmassagetechnik (MMT) für das Bauchhirn

In unserer hektischen Zeit sollte eigentlich jeder eine gute Stressbewältigungsmethode beherrschen, um ein wirksames Mittel zu haben, gegen die durch die ständige Belastung und Überforderung drohenden Probleme vorzusorgen. In den meisten Fällen kündigen sich die Probleme in etwas verschleierter Form an. Rückenschmerzen, Herz-Kreislauf-Beschwerden, Erschöpfungszustände, Schlaflosigkeit, Schlafstörungen, Kopfschmerzen, erhöhte Infektanfälligkeit, Leber-Galle-Störungen, Magenbeschwerden, Schilddrüsenprobleme, Nierenbeschwerden, Verdauungsstörungen jeglicher Art: All das können Warnzeichen des Bauchhirns sein, von denen lange Zeit niemand so recht Notiz genommen hat oder nehmen wollte, bis – ja, bis einem eines Tages nichts anderes übrig bleibt, nämlich dann, wenn das ursächliche Problem sich auf recht drastische Weise Gehör verschafft.

Im Kapitel »Psyche und Darm« haben wir schon Stressbewältigungsmethoden wie die Autosuggestion oder die Imagination kennengelernt. Eine einfache Methode ist auch die Akupressur, bei der Sie energetische Punkte Ihres Bauchhirns auf der linken oder rechten Hand mit den Fingern der anderen Hand stimulieren können: den Kontrollmesspunkt (KMP). Durch starken Druck (hier mit dem rechten Daumen) auf diesen Punkt spüren wir, sobald uns ein Schmerz signalisiert, ob wir etwas regulieren sollten.

KMP

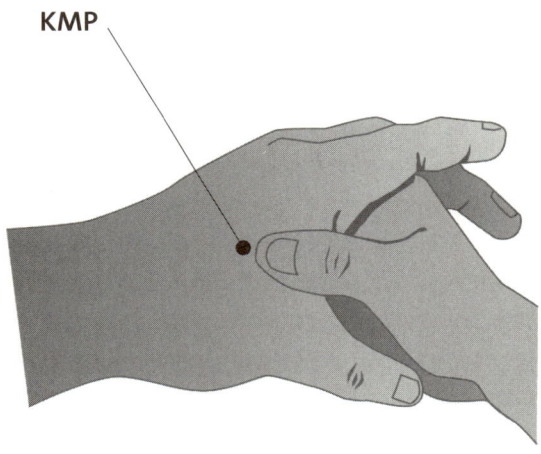

Grafik B: Unser wichtigster Punkt bei der Meridianmassagetechnik: der Kontrollmesspunkt (KMP) des Bauchhirns.

In diesem Fall beginnen wir die Außenseite des kleinen Fingers ein, zwei Minuten lang entlang den Meridianmassagepunkten (MMP) 1 bis 6 zu massieren. (Besonders hilfreich kurz vor dem Essen oder einfach immer bei Problemen.)

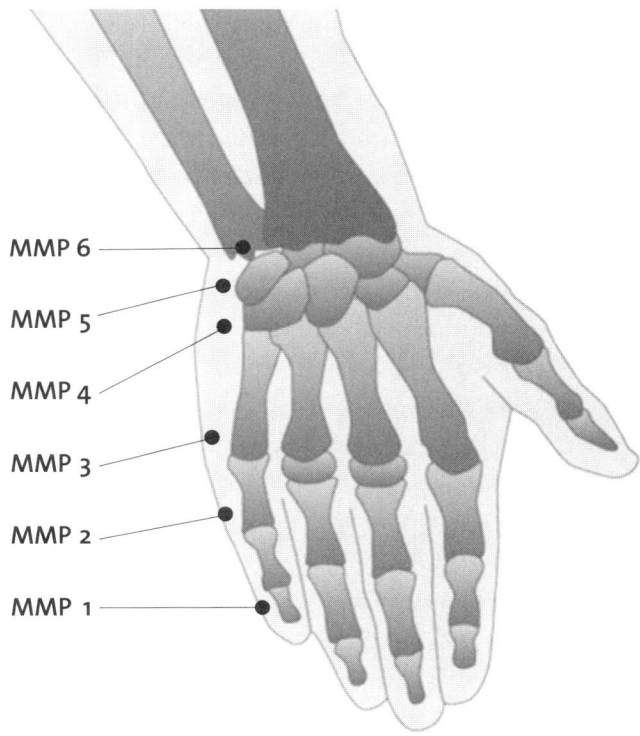

Grafik C: Die Aktivierungszone des Bauchhirnbereichs. Die Meridianmassagepunkte (MMP) 1 bis 6 haben folgende Entsprechungen: MMP 1 = Kopf, Hals; MMP 2 = Brust, obere Extremitäten; MMP 3 = oberer Bauch; MMP 4 = unterer Bauch; MMP 5 = Knie, untere Extremitäten; MMP 6 = Fuß.

Durch das Massieren der Außenseite des kleinen Fingers werden Störungen im Energiezentrum beseitigt, und auch negative Gefühle lösen sich langsam auf.

Die Massage wirkt sich auch positiv auf die psychische Verarbeitung im Gehirn aus, vor allem MMP 3 und 4. Mit dieser Methode können Sie nicht nur ganz leicht Stress und energetische Blockaden lösen – sie ist auch gut geeignet gegen oder bei psychischen oder psychosomatischen Störungen und anderen Schwierigkeiten im Alltag, auch wenn es manchmal auch nur der Unterstützung dient. Die Punkte können sowohl als Linie (MMP 1 bis 6) wie auch einzeln durch Klopfen oder Massieren stimuliert werden, je nachdem, wo Sie ein Problem vermuten.

Sie haben zum Beispiel Schmerzen im rechten Knie. Suchen Sie sich den MMP 5 der rechten Hand und beginnen Sie, ihn zu massieren oder zu klopfen. Kontrollieren Sie Ihren Fortschritt, indem Sie den Kontrollmesspunkt (KMP) der rechten Hand zwischendurch drücken und die Schmerzausstrahlung in sich aufnehmen. Massieren (klopfen) Sie den Punkt MMP 5 weiter und kontrollieren Sie erneut Ihren KMP. Mit Abnahme der Schmerzen im KMP müssten auch Ihre Schmerzen im Knie nachlassen.

Die Punkte haben sowohl über die Meridiane direkte Bezugspunkte zu den entsprechenden Regionen als auch über das Darmhirn (vor allem MMP 3 und MMP 4). Aber auch der Kontrollpunkt kann sehr gut als zusätzlicher Therapiepunkt dienen, wenn es sich als ein direktes oder indirektes Problem des Dickdarms oder des dort auch ansässigen Bauchhirns herausstellt.

Man kann sich das Ganze auch so vorstellen: Auf der Haut befinden sich sogenannte Mechanorezeptoren. Diese nehmen an den feinenergetischen Akupunkturpunkten für den Darm über sensible Druckrezeptoren die Massage auf und wandeln sie in elektrische Signale um, die das enterische Nervensystem dann als Reiz wahrnimmt. Daraufhin werden Botenstoffe ausgeschüttet, die an den entsprechenden Stellen anregend oder dämpfend wirken.

Das Bauchhirn kann durch die Akupunkturreizung einen belastenden Kaltstart vermeiden. Nach dem Essen kann so eine Steigerung des Verdauungsvorgangs erreicht werden. Kurz vor dem Einschlafen unterstützt die Massage des kleinen Fingers psychische Prozesse, sie kann dadurch zu einem besseren Schlaf und zu einer effizienteren Aufarbeitung anstehender Probleme führen.

Für eine allgemeine Bauchhirnaktivierung durch Akupressur ist der frühe Morgen zwischen fünf und sieben Uhr der beste Zeitpunkt. Da massieren Sie den Kontrollmesspunkt an der rechten und linken Hand jeweils etwa zwei Minuten lang.

Nahrung für das Bauchhirn

Gesundes Essen hebt die Stimmung

Für die Bildung von Neurotransmittern wie Hormonen werden verschiedene Stoffe wie die Aminosäure Tryptophan, Vitamin C, Magnesium, Mangan, Omega-3-Fettsäuren und auch Zink benötigt. Um die Bildung von Serotonin sicherzustellen, das für unsere gute Stimmung sorgt, muss der Körper natürlich mit all diesen Stoffen ausreichend versorgt sein. Auch Sonnenlicht ist durch die damit verbundene Vitamin-D-Produktion ein wichtiger Faktor, um glücklich zu sein. Bei kleineren Stimmungstiefs gerade im Winter können bestimmte Lebensmittel helfen, die Bauchhirnhormonproduktion so zu aktivieren, dass das Miesepeter-Gen keine Chance mehr hat, seine Dominanz auszuspielen.

Im Folgenden werden wir einige »Gute-Laune-Nahrungsmittel« nennen. Wie sehr sie für unsere Allgemeinverfassung und für unsere gute Stimmung verantwortlich sind, ist jeweils folgendermaßen gekennzeichnet:

+   bedeutet »gut«,
++   bedeutet »sehr gut«,
+++ bedeutet »ausgezeichnet«, und

Manche Produkte wie zum Beispiel Schokolade, der ja auch – vor allem von der Werbung – eine gemütsaufhellende Wirkung zugesprochen wird, werden Sie hier vergeblich suchen. Aber ich bin mir sicher, dass viele über 100 Kilo schwere und andere Schokoladenliebhaber es mittlerweile bereut haben, jemals auf das flüchtige Versprechen »Schokolade macht glücklich« vertraut zu haben.

Nicht jeder wird in der Liste seine persönlichen Präferenzen finden. Aber sicher wird in diesen Fällen der Gute-Laune-durch den Gesundheitseffekt mehr als kompensiert, sorgt er doch auf lange Sicht dafür, dass wir uns pudelwohl und letztlich glücklich fühlen können.

Gute-Laune-Essen von A bis Z

Ebenso wie manche Lebensmittel Depressionen auslösen können – auf lange Sicht und über die Maßen genossen gehören dazu etwa Fast-Food-Produkte und ähnliche denaturierte Nahrungsmittel –, können andere eine Melancholie auch verhindern. Zu Letzteren zählt beispielsweise die folgende Auswahl (einigen der aufgelisteten Nahrungsmittel wollen wir uns im Anschluss etwas detaillierter widmen):

Ananas +++
Apfel +++
Avocado ++
Brokkoli +++
Blattsalat +
Brot ++
Butter +
Chili ++
Curcuma +++
Eiweiße (pflanzliche und tierische) ++
Erbsen +++
Fisch ++
Heidelbeeren ++
Holunderbeeren +++
Ingwer +++
Kartoffeln +++
Knoblauch +++
Kokosnuss +++

Kombucha +++
Mandeln ++
Nudeln ++
Olivenöl +++
Oregano ++
Papaya +++
Reis +++
Rote Bete ++
Salat +
Sauerkraut +++
Sellerie +
Spargel ++
Spinat ++
Stevia (als Kraut) ++
Tomaten +++
Trauben ++
Weißkohl +
Zwiebeln +

Vermutlich reagiert der eine oder andere auf ein bestimmtes Nahrungsmittel eher negativ, das hier positiv bewertet wurde. Bitte lassen Sie dieses dann einfach weg.

Blattsalat

Es heißt landläufig, Blattsalate seien gesund und machten nicht dick. Sie enthalten besonders viel Wasser, im Vergleich mit anderen »grünen Produkten« aber eigentlich nur relativ wenige Vitamine und Mineralstoffe, vor allem wenn es keine Bio-Ware ist und schon längere Zeit im Regal liegt. Und den gesundheitsfördernden Ballaststoffanteil eines Tellers Salat hätten Sie in der gleichen Menge, wenn Sie nicht den Salat, sondern die andere Beilage, nämlich die Serviette, äßen. Der Energiegehalt der meisten Salatarten liegt zwischen 15 und 20 Kalorien (63 bis 84 Joule) pro 100 Gramm verzehrbaren Anteil. Nur der Löwenzahn und die Gartenkresse sind etwas gewichtiger.

Wenn Sie Salat essen, dann tun Sie dies keinesfalls abends. Ein Gärbottich würde geschaffen, besonders wenn Sie wegen der wasserlöslichen Vitamine viel Wasser, womöglich noch mit Kohlensäure, dazu trinken sollten.

Curcuma

Die Gelbwurzel (Curcuma, auch Kurkuma) wird überwiegend in Afrika und Asien angebaut und erhält hier eine Sonderstellung als Gewürz, da sie sehr positiv auf das Bauchhirn wirkt. Importiert wird das Gewürz aus China, Indien und Indonesien.

Der Geruch erinnert ein wenig an Orangen und Ingwer. Der Geschmack jedoch ist deutlich würzig, leicht säuerlich und herb. Curcuma kann überall dort verwenden werden, wo ein Currygeschmack zu intensiv erscheinen würde. Mit Curcuma würzt man überwiegend Linsen, Gemüse, Fleisch, Fisch oder Huhn. Sie wird weltweit zum Färben von Reis, Couscous, Paella, Dressings, Soßen und Puddings verwendet. Allgemein wird sie vor allem gern in der indonesischen oder indischen Küche eingesetzt.

Die Wurzel enthält Bitterstoffe, ätherisches Öl, Curcumin, das auch für die gelbe Farbe verantwortlich ist, und auf das Immunsystem (Bauchhirn!) wirkende aktive Polysaccharide. Das ätherische Öl sorgt für eine vermehrte Gallensaftproduktion, und das Curcumin fördert die Entleerung der Gallenblase. Curcuma wirkt zusätzlich cholesterinsenkend und beugt Verdauungsstörungen und ihren Folgeerkrankungen vor. Man schreibt Curcuma noch zusätzlich eine starke Unterstützung des Immunsystems zu, die besonders das Bauchhirn betrifft. Curcuma wirkt nicht nur anregend auf den Gallefluss, sondern auch cholesterinsenkend, verdauungsfördernd, entzündungshemmend und, was man je nach Fall berücksichtigen sollte, hemmend auf das übermäßige Wachstum von Bakterien. Curcuma wird auch eine gewisse krebshemmende Wirkung nachgesagt.

Ansonsten wird Curcuma vor allem als Gewürz verwendet, ist Bestandteil der Gewürzmischung Curry und verleiht auch dem Curry die gelbe Färbung.

Um die gesundheitliche Wirkung der Curcuma voll auszukosten, sollte sie mit schwarzem Pfeffer gemischt werden, das erhöht die Wirkung um das 2 000-Fache!

Bei Verdauungsbeschwerden probieren Sie es doch ruhig mal mit ¼ bis ½ TL Curcuma mit 1 Prise schwarzem Pfeffer in einem Glas warmem Wasser aufgelöst zum Trinken (bei bakteriellem oder Pilzbefall im Mund- und Rachenraum sollten Sie das Gewürzwasser aber nur zum Spülen oder Gurgeln verwenden und wieder ausspucken).

ZEHN REGELN FÜR EINEN ZUFRIEDENEN BAUCH

1. Kauen, kauen, kauen: Gut zu kauen bedeutet für alle Verdauungsorgane und die zugehörigen Drüsen eine sehr große Erleichterung der Arbeit. Gutes Kauen bedeutet auch weniger Arbeit für das Bauchhirn und damit automatisch auch für den Darm.

2. Essen zu einer Zeremonie zu machen sendet Signale wie Geruch, Geschmack und Aussehen über die Sinne zum Kopf- und zum Bauchhirn weiter und bereitet somit die Verdauungsorgane mit einer erhöhten Drüsenproduktion schon auf das Kommende vor. Allein das unterstützt das gesamte Verdauungssystem enorm, denn wie man isst, ist genauso wichtig wie das, was man isst.

3. Nicht einseitig essen: Ihre Nahrung sollte zu mindestens zwei Dritteln aus Gemüse oder Obst überwiegend aus dem regionalen Anbau bestehen. Genauso wie sich jeder Organismus in seiner Umgebung akklimatisieren muss, ist das auch für das Bauchhirn erforderlich.

4. Menschen mit größeren Darmproblemen sollten so wenige Mahlzeiten wie möglich zu sich nehmen, Menschen mit Leberproblematik sollten die Nahrung auf viele kleine Mahlzeiten verteilen.

5. Beim Gemüse sind zu bevorzugen: Kartoffeln, Reis, Brokkoli, Zucchini, Karotten, Kürbis, Avocado, Zwiebeln, Knoblauch, Lauch, Erbsen, Linsen und Wurzelgemüse. Beim Obst Äpfel, Birnen, Papayas, Mangos, Weintrauben, Melonen und Nüsse (wenn verträglich), Ölsamen, nur wenig Getreide.

6. Fleisch oder Fisch sollte man nur ein- bis maximal zweimal pro Woche verzehren (dazu zählen auch Produkte, die aus Fleisch oder Fisch hergestellt wurden).

7. Führen Sie Ihrem Körper täglich 3 Liter Flüssigkeit zu wie stilles Wasser, grünen Tee, Kräutertees, Kombucha, Obst- und Gemüsesäfte.

8. Verwenden Sie nur wenig Fett und fettreiche Lebensmittel. Zu viel Nahrungsfett macht übergewichtig und fördert die Entstehung verschiedenster Erkrankungen, nachgewiesenermaßen auch Krebs. Verwenden Sie gute pflanzliche Fette und Öle.

9. Würzen Sie in Maßen und verwenden Sie keine künstlichen Gewürz- oder Süßstoffe. Setzen Sie stattdessen vermehrt frische Küchenkräuter ein. Anstelle von normalem Kochsalz sollten Sie vorzugsweise zu anderen hochwertigen Salzen wie Stein- oder natürlichem Meersalz greifen, die versorgen Sie zusätzlich mit wichtigen Spurenelementen.

10. Achten Sie auf eine schonende Zubereitung der Speisen bei möglichst niedrigen Temperaturen und verwenden Sie bitte keine Mikrowelle, auch die wirkt sich sehr ungünstig auf die Darmbakterien aus.

Das Wichtigste aber: Essen Sie in Ruhe, mit Freude, Genuss und Spaß – ohne Reue, auch wenn Sie mal »gesündigt« haben sollten.

Hülsenfrüchte wie Bohnen, Erbsen, Linsen, Kichererbsen und Erdnüsse weisen einen besonders hohen pflanzlichen Eiweißgehalt auf. Ihren hohen Stellenwert als Grundnahrungsmittel haben sie jedoch schon vor langer Zeit verloren. Das aber leider zu Unrecht, enthalten sie doch eine Vielzahl wichtiger Inhaltsstoffe, allen voran, wie gesagt, ein besonders hochwertiges Protein, das vor allem für Vegetarier einen Ersatz für tierisches Eiweiß darstellt. Mit Ausnahme der Sojabohne und Erdnüssen liefern Hülsenfrüchte zum größten Teil komplexe Kohlenhydrate in Form von Stärke und praktisch kein Fett. Der geringe Fettanteil bei Erbsen, Linsen und Bohnen ergibt eine hohe Nährstoffdichte für Vitamine der B-Gruppe und Mineralstoffe wie Magnesium, Phosphor, Kalium und Eisen.

Hülsenfrüchte haben zum Beispiel auch einen hohen Saponingehalt. Saponine wirken entzündungs- und krebshemmend sowie cholesterinspiegelsenkend. Saponine werden nur in geringem Umfang vom Körper aufgenommen, deshalb bleibt ihre Hauptwirkung auf den Magen-Darm-Trakt beschränkt, und dort unterstützen sie in vielfältiger Art und Weise das Bauchhirn.

Hülsenfrüchte müssen gekocht werden, da sie eine Reihe von »giftigen« Substanzen wie Hämaglutinine, aber auch Blausäure enthalten, die erst beim Erhitzen zerstört werden. Obwohl die bei uns üblicherweise verzehrten Bohnen und Erbsen nur sehr geringe Mengen blausäurehaltiger Glykoside aufweisen, sollten diese trotzdem sicherheitshalber nur gekocht beziehungsweise als Keimlinge blanchiert gegessen werden.

Holunderbeeren

Ein Saft aus Holunderblüten schmeckt nicht nur herrlich erfrischend und ist gesund, sondern hilft angeblich auch gegen negative Erdstrahlen. Reife (!) Holunderbeeren sind reich an Vitamin C, gut essbar und bekömmlich, unreife verursachen jedoch Übelkeit. Holunderbeermus und Tee aus den getrockneten Blüten sind Heilmittel gegen Schnupfen, Halsschmerzen, Grippe und Allergien der Atemwege. Mus, Saft und Holunderbeerwein sollen angeblich auch gegen Albträume helfen. Im Allgemeinen wirkt Holunder schweißtreibend, harnfördernd, blutreinigend und abwehrsteigernd aufgrund von sekundären Pflanzenstoffen wie ätherischen Ölen, Cholin, Gerbstoffen, Glykosiden und pflanzlichen Schleimstoffen. Die Holunderbeere kommt also aufgrund ihrer Eigenschaften dem Darmhirn sehr entgegen und ist neben Kombucha eines der wertvollsten Getränke, wenn es um dessen Unterstützung geht.

Ingwer

Prinzipiell ähneln die Gingerole in ihrer chemischen Struktur und der Wirksamkeit dem Aspirin. Das heißt, sie unterdrücken die Aggregation von Thrombozyten und senken so die Gefahr von Blutgefäßverschlüssen. Das Blut bleibt folglich dünnflüssiger.

Die positive Wirkung von Ingwer auf den Verdauungstrakt hängt hingegen mit seiner appetitanregenden Wirkung zusammen. Es werden mehr Verdauungssäfte gebildet, die den Verdauungsprozess insgesamt beschleunigen und dem Magen-Darm-Trakt die Arbeit erleichtern. Außerdem bildet der Körper mehr Gallensaft, was speziell die Fettverdauung erleichtert.

Der medizinisch wirksame Bestandteil des Ingwers ist das sogenannte Oleoresin, ein zähflüssiger Balsam, der aus ätherischen Ölen und Scharfstoffen besteht, den Gingerolen und Shoagolen. Diesen werden medizinisch folgende Wirkungen zugesprochen: Sie wirken Brechreiz und Übelkeit entgegen, sie verringern wie gesagt das Risiko von Blutgefäßverschlüssen und Arteriosklerose und fördern Stoffwechsel und Durchblutung.

Ingwer wirkt aber auch antimikrobiell gegen Bakterien, Pilze und Parasiten. Die Inhaltsstoffe des Ingwers sind zudem immunstimulierend und schleimlösend, entzündungshemmend und können wegen ihrer antioxidativen Wirkung auch tumorvorbeugend sein.

Die tägliche Einnahme von Ingwer reduziert Mangelerscheinungen. Zu diesem Ergebnis kam eine Studie der Universität von Georgia in den USA. Dabei nahmen Probanden elf Tage lang täglich 2 Gramm Ingwer und weitere Testpersonen ein Placebo zu sich. Nach den elf Tagen absolvierten alle ein hartes Armtraining, das Muskelkater erzeugen sollte. Das Ergebnis der Studie: Die Einnahme von Ingwer reduzierte die Schmerzen nicht nur subjektiv. Auch die Entzündungswerte im Blutbild waren um 25 Prozent besser als bei den Testpersonen, die nur ein Placebo eingenommen hatten.

Ingwer ist vor allem ein Schutzschild für das Bauchhirn. Die ätherischen Öle und Scharfstoffe des Ingwers regen besonders auch die Galleproduktion an. Außerdem fördert Ingwer die Erhaltung der Darmflora, schützt die Magenschleimhaut und stärkt die körpereigenen Abwehrkräfte. Bei warmen Gerichten sollte Ingwer einige Minuten mitgaren, um sein volles Aroma zu entfalten.

»ALLHEILMITTEL« INGWER

Ingwer wirkt bei Abgeschlagenheit, Appetitlosigkeit, Blähungen, zur Blutstillung, bei Brechreiz, entgiftend, entzündungshemmend, appetitfördernd, hustenstillend, verdauungsfördernd. Er wirkt gegen Kopfschmerzen, Reisekrankheit, Seekrankheit, Menstruationsbeschwerden, Übelkeit, Verdauungsbeschwerden, Magengeschwüre, gereizten Magen, Husten, chronische Magen-Darm-Geschwüre, Unterleibsbeschwerden, Probleme mit dem Wasserlassen, rheumatische Erkrankungen und Migräne. Der Ingwer gehört damit zu den heilkräftigsten Pflanzen, die vor allem auch intensiv als Küchenkräuter und als Heiltee verwendet werden können.

Kartoffeln

Kartoffeln, Nudeln und vor allem Zucker galten lange Zeit als »die Dickmacker Nummer eins«. Schließlich hat man über Generationen, und das natürlich auch von der Schweinemast, gelernt, dass Kohlenhydrate satt und dick machen.

Hier liegt aber der Denkfehler. Denn man übertrug die Erkenntnisse vom Schwein auf den Menschen. Ohne Frage, Schweine können sehr gut mit Erdäpfeln gemästet werden.

Auch die in der Wissenschaft so beliebten Versuchsratten wandeln ja jede überschüssige Kohlenhydratkalorie in Fett um und werden dick – durch Kohlenhydrate, die mehr oder weniger in Nahrungsmitteln stecken.

Der Mensch reagiert jedoch völlig anders: Für eine sofortige Umwandlung von Kohlenhydratkalorien in Fett fehlen uns die entsprechenden Enzyme, also werden Kohlenhydratkalorien verbraucht und nicht im Fettdepot abgespeichert. Erst wenn man pro Tag mehr als 500 Gramm reine Kohlenhydrate verspeist, werden sie auch umgewandelt im Fettdepot abgespeichert.

Diese Menge entspricht jedoch etwa 3 Kilo Kartoffeln, 10 Kilo gekochten Nudeln oder einem halben Kilo Zucker pur, also Mengen, die man normalerweise nicht verspeisen würde. Kartoffeln haben aber neben der Ungefährlichkeit für das Gewicht noch eine Fülle weiterer gesundheitlicher Vorteile: Sie sind reich an Ballaststoffen und enthalten neben Vitaminen auch noch verschiedenste Mineralstoffe. Vorsicht ist also nicht bei der Portion Kartoffeln geboten, sondern bei den »Accessoires«, damit sind Soßen, Beilagen oder auch gehaltvolle Getränke gemeint.

Kartoffeln machen, wie man weiß, nicht dick und werden auch zum Abnehmen an einem »Kartoffeltag« zwischendurch empfohlen. Wichtig dabei: Man muss auch hier wieder viel trinken!

Wie viele Kalorien stecken nun in 100 Gramm (etwa vier mittelgroßen) Kartoffeln? Vier normale Erdäpfel haben nur 70 Kalorien (293 Joule) und machen außerdem satt. Zur Erinnerung: Der Tagesenergiebedarf eines Erwachsenen liegt bei circa 2 000 Kalorien (8 374 Joule). Das sagt doch alles.

Knoblauch

Liliengewächse wie Zwiebeln, Schnittlauch und Lauch sowie Knoblauch und Bärlauch wirken entgiftend für das Bauchhirn. Sie enthalten schwefel- beziehungsweise sulfidhaltige Inhaltsstoffe, die eine antikanzerogene Wirkung haben. Hinweise auf eine das Tumorwachstum hemmende Wirkung der Sulfide wurden im Tierversuch für verschiedene Organe wie Dickdarm, Speiseröhre, Magen und Lunge festgestellt. Auch beim Menschen wurden Zusammenhänge zwischen dem Verzehr von Zwiebeln und dem verminderten Auftreten von Magenkrebs beobachtet. Liliengewächse sind blutdruck- wie auch cholesterinsenkend und reinigend. Ihre antibakterielle Wirkung ist seit Langem bekannt. Sie fördern die Verdauung, helfen gegen Darminfektionen und gegen Entzündungen. Sie entgiften und durchbluten bei Gicht, Rheuma und Arthritis. Die Wirkung des Bärlauchs gegen Arteriosklerose und hohen Blutdruck lässt sich ebenfalls wissenschaftlich belegen. Bärlauch kann sehr vielseitig verwendet werden: für Salate, als Gemüse oder Suppe oder einfach klein geschnitten aufs Butterbrot gestreut.

Kombucha

Kombucha ist ein Teepilz, der ursprünglich aus Ostasien kommt. Der pfannkuchenförmige Pilz besteht aus Essigsäurebakterien und verschiedenen säurefesten Hefen. Man gibt den Kombucha-Teepilz in gezuckerten Tee. Der Pilz zieht sich als dünne Schicht über die Teeoberfläche. Innerhalb weniger

Tage verarbeitet er den Zucker, setzt ihn um, und so entsteht ein spritziges Erfrischungsgetränk.

Kombucha enthält wertvolle Bakterien- und Hefestämme, organische Säuren, essenzielle Spurenelemente, Mineralstoffe und Vitamine. Dazu bildet er vierzehn verschiedene Aminosäuren, lebenswichtige Enzyme, Gerbstoffe, Fermente, antibiotische Stoffe, Alkohol und Kohlensäure.

Zu den antibiotischen Komponenten, die im Kombucha vorkommen können, gehört die sonst aus Flechten gewonnene Usninsäure. Der Teepilz kann sie produzieren, um – so die Vermutung – sich selbst vor fremden Mikroorganismen zu schützen.

Obwohl Kombuchatee säuerlich schmeckt, wird er aufgrund seiner Inhaltsstoffe basisch im Körper umgesetzt. Die Wirkung trägt also zur Regulierung unseres häufig übersäuerten Körpers bei – genau wie zum Beispiel Gemüsesäfte oder Wurzelgemüse wie Rote Bete und Kartoffeln. Der Tee soll bei folgenden Erkrankungen helfen: Gicht, Rheuma, Arteriosklerose, Magen-Darm-Beschwerden, Bluthochdruck, Immunschwäche, Diabetes und auch bei Abgeschlagenheit, Nervosität und Angstzuständen.

MARGARINE BEKÄME EIN DREIFACHMINUS

Achten Sie darauf, dass Sie Fett möglichst nur aus gesunden und natürlichen Quellen aufnehmen. Jede Form der Weiterverarbeitung schädigt Fette – dies ist auch der Grund dafür, warum die zum Beispiel in Fast Food enthaltenen Fette und

Transfette so ungesund sind. Lassen Sie besser auch die Finger von jeglicher Margarine. Wählen Sie für Ihre gesunde Ernährung, wenn's machbar ist, am besten kalt gepresste organische Öle in lichtundurchlässigen Verpackungen.

Reis

Die Inhaltsstoffe des Reises sind gegen viele Erkrankungen hilfreich. Er enthält alle wichtigen Aminosäuren, zahlreiche Mineralstoffe und Spurenelemente und verschiedene Vitamine. Also sollte man ihn mindestens einmal wöchentlich auf dem Speiseplan erscheinen lassen, besser noch öfter.

Pro Person brauchen Sie normalerweise 30 Gramm, und wenn Sie die Körner über Nacht in kaltem Wasser vorweichen, benötigen sie am nächsten Tag nur 5 Minuten, um ihn gar zu kochen. Man rechnet etwas weniger als das Doppelte der Reismenge an Wasser.

Der fertige Reis, mit Küchenkräutern gewürzt pur, einem Löffel Öl oder einem Stich Butter in der Pfanne kurz angebraten, ergibt eine köstliche Beilage zu vielerlei Gerichten.

Die Reisschleimkur mit Apfelkompott

Die Reisschleimkur mit Apfelkompott wird überwiegend beim Beginn der Colon-Hydro-Therapie oder auch als Entschlackungskur eingesetzt. Reisschleim kann durch seine Eigenart aufzuquellen Verstopfung erzeugen, darum ist das Apfelkompott zum Ausgleich da.

Bei schweren Durchfallerkrankungen ist das Aufquellen des Reises ein wünschenswerter Effekt, vor allem wenn während der Reisschleimkur und danach das Apfelkompott gegen geriebene Äpfel ausgetauscht wird und anschließend eine dreitägige Apfelkur (3 Tage lang ausschließlich geriebene Äpfel essen, mindestens 1 Kilogramm pro Tag) angeschlossen wird, um den Darm wieder zu einer normalen Funktion zu bringen.

Bei unnormaler Verdauung oder Verstopfung sollte an eine zusätzliche Colon-Hydro-Therapie oder zumindest an einen täglichen Einlauf gedacht werden. Der Reisschleim säubert verstärkt den Dünndarmtrakt, ist daher auch bei Patienten zu empfehlen, die sehr viel Fleisch verzehren.

Zweck der Reisschleimkur ist das Aufsaugen von Gift- und Schlackenstoffen, um dem Körper eine Verschnaufpause für eine folgende Umstimmung zu gönnen, ganz besonders wenn der Patient aus irgendwelchen Gründen keine direkte Fastenkur durchführen kann oder möchte. Ein Vorteil liegt darin, dass im Normalfall keinerlei Krisen auftreten, was bei Fastenkuren zwischen dem zweiten und dem fünften Tag vorkommen kann (sogenannte Fastenkrisen).

Im Allgemeinen wird kein Vollkornreis, sondern eine normale Qualität verwendet, die nicht als »parboiled« bezeichnet wird. Basmati-Reis, sofern erhältlich, rundet den Geschmack ab. Sollte es nach dem dritten Tag zu einer absoluten Abneigung kommen, kann mit frischen Küchenkräutern und Kräutersalz minimal (!) gewürzt werden. (s. a. Ingwer, gerieben)

Zubereitung: 1 Tasse Reis mit 6 Tassen Wasser aufkochen und etwa 1½ bis 2 Stunden auf kleiner Flamme zu einer Art

Brei werden lassen. Davon kann so viel gegessen werden, wie man mag. Nebenher oder als Nachtisch gibt es Apfelkompott aus frischen Äpfeln, die jedoch nicht ganz zerkocht werden, sodass die Stücke oder Scheiben noch erkennbar sind. Ingwer und ein Hauch Zimt dürfen bei denen das Aroma abrunden, die nicht allergisch darauf reagieren. Selbstverständlich ist der Reisbrei ohne Zucker zu genießen, was übrigens auch viel besser schmeckt.

Die Dauer der Kur ist individuell verschieden, etwa 7 bis 14 Tage, danach langsamer Aufbau eines »normalen« Speiseplans. Bei schwächeren Patienten oder bei Kindern ist die Mitwirkung eines Therapeuten empfehlenswert.

Die Zufuhr von ausreichend Flüssigkeit (trinken Sie mindestens 3 Liter täglich) ist dabei unbedingt erforderlich.

Nach der Reisschleimkur ist es ganz besonders wichtig, die verschiedenen Nahrungsmittel erst langsam wieder in den Speiseplan einzufügen, um besser sehen zu können, wie einem was bekommt. Sie sollten also nicht zu viel auf einmal und zu hastig ausprobieren. Hier ein Vorschlag:

- *Erster Tag nach der Reisschleimkur:* morgens ein Apfel, mittags gekochte Kartoffeln, abends Kartoffelsuppe, nur aus gekochten Kartoffeln und selbst gemachter Gemüsebrühe.
- *Zweiter Tag nach der Reisschleimkur:* wie erster Tag, nur zusätzlich mittags und abends Karotten.
- *Dritter Tag nach der Reisschleimkur:* wie zweiter Tag, nur zusätzlich mittags und abends Brokkoli.
- *Vierter Tag nach der Reisschleimkur:* wie dritter Tag, nur zusätzlich Naturjoghurt nach eigener Wahl.

- *Fünfter Tag nach der Reisschleimkur:* wie vierter Tag, zusätzlich Banane.
- *Sechster Tag nach der Reisschleimkur:* wie fünfter Tag, zusätzlich Knäckebrot.
- *Siebter bis 28. Tag nach der Reisschleimkur:* langsamer Übergang zu unveränderten Lebensmitteln wie Getreidekeimen, gedünstetes Blattgemüse, frischem Obst und so weiter.

Generell kann man die Reisschleimkur mit Apfelkompott bei fast allen Problemen im Bauchbereich einsetzen, die als nicht akut abgeklärt wurden und die nicht auf Verstopfung basieren oder damit einhergehen.

Ausklang: Der Erfolg liegt in der Tat

Was würden Sie tun, wenn Sie bei Ihren Vorhaben oder Wünschen keine Angst mehr davor zu haben bräuchten, dass etwas schiefgehen könnte? Bestimmt eine ganze Menge mehr. Die Angst hat natürlich die wichtige Aufgabe, uns vor eventuellen Risiken zu warnen, die es abzuwägen und möglichst auszuschließen gilt. Doch sobald Sie sicher sein können, alles bedacht und gut vorgesorgt zu haben: Tun Sie es einfach. Denn selbst wenn es im schlimmsten Fall nicht so klappt, wie man sich das vorgestellt hat, sind unsere Befürchtungen und Zweifel meist viel schlimmer gewesen, als es in der Realität dann tatsächlich ist. Das gilt auch für die Maßnahmen, die Sie nach den hier beschriebenen Methoden und mit Begleitung eines Therapeuten zur Unterstützung Ihres Bauchhirns ergreifen sollten, wie zum Beispiel die Colon-Hydro-Therapie.

Sie haben sicher schon viel in Ihrem Leben erreicht. Leider vergisst unser Gehirn das gern oder beißt sich beharrlich an Ärgernissen und Sorgen fest. Unsere Gedanken sind sehr gut darin, eigene Wege zu gehen und Dinge zu sehen, die gar nicht da sind. Sie können sich endlos über etwas aufregen, was längst vorbei ist, oder sich Horrorszenarien für die Zukunft entwerfen. Umgekehrt nutzen wir diese Fähigkeit aber viel zu wenig – nämlich um uns vorzustellen, wozu wir alles in der Lage sind, und uns zu vergegenwärtigen, was wir bereits alles Tolles geleistet haben. Wir können, was es zu können gilt. Mangelndes Vertrauen in die eigenen Fähigkeiten führt oft dazu, dass wir gar nicht erst anfangen. Weil wir glauben, noch etwas lernen oder prüfen zu müssen, und ist dies getan, kommen die nächsten Bedenken. Außerdem handeln wir tendenziell öfter aus Sorge denn aus Überzeugung und hören lieber auf den Verstand als auf unsere Intuition. Die Konsequenz? Wir sind reichlich mit dem Ausbügeln schlechter Entscheidungen beschäftigt. Meist, weil wir etwas tun, von dem wir denken, andere erwarten es von uns, es sei unsere Pflicht – oder auch weil wir Auseinandersetzungen scheuen. Wir nehmen uns kaum Zeit für bewusste Entscheidungen, die uns und damit auch anderen zum Vorteil gereichen. Wie viele lebensverbessernde Entscheidungen haben Sie heute schon getroffen? Sie wissen es sicher nicht. Weil wir uns von Routine zu Routine hangeln. Routinen helfen uns natürlich, in einer komplexen Umwelt zurechtzukommen. Sie können allerdings auch dafür sorgen, dass wir nichts Neues erleben oder sogar Dinge tun, über deren Ergebnisse wir uns später ärgern werden. Ein dicker Bauch, eine zerrüttete Beziehung oder die Unzufriedenheit der Kunden haben irgendwann mal ihren Anfang genommen und sich Stück für Stück aufgebaut.

Hören Sie stattdessen lieber öfter mal auf Ihren Bauch, wenn der signalisiert, dass es eigentlich Zeit für eine Unterbrechung der Routine wäre. Das Bauchgefühl zeigt uns in aller Regel zuverlässig, was für uns passt, und wertet vor allem unsere eigenen, inneren Informationen aus, nicht die äußeren.

In Kulturen, die sehr naturwissenschaftlich orientiert sind, ist es anfangs ungewohnt, auf die Intuition zu vertrauen. Wir können auch lernen, Lösungen nicht immer schon komplett vorwegnehmen zu wollen, und eine gesunde Risikobereitschaft entwickeln.

Ich möchte Sie dazu ermutigen. Ich hoffe, dass Ihnen dieses Buch dabei weiterhilft, dass Ihr Bauchhirn Ihnen immer das Richtige rät, und ich wünsche Ihnen viel Glück und alles Gute.

Wenn es bei Ihnen mal nicht so laufen sollte wie gewünscht, können Sie mich gern auch unter der folgenden E-Mail-Adresse erreichen, falls Sie das Gefühl haben, meinen Rat zu benötigen: gesunderdarmgesundesleben@gmail.com oder anfrage@gesundheitsabc.info. In der gleichnamigen Website GesundheitsABC.info können Sie sich gerne etwas breitgefächerter über Naturheilkunde und deren Themen informieren.

ZUM ABSCHIED NOCH EIN »BAUCHHIRNRAT« FÜR ALL IHRE WEGE

Antworte nie, wenn du schlecht gelaunt bist.
Versprich nichts, wenn du gut gelaunt bist.
Und entscheide dich bei wichtigen Dingen nie,
bevor du nicht zumindest eine Nacht
darüber geschlafen hast.

Dank

Bedanken möchte ich mich noch bei denjenigen, die dieses Buch erst ermöglicht haben:
Vor allem bei den Mitarbeitern des Verlags.

In erster Linie aber bei meiner lieben Lektorin, Frau Katrin Ingrisch, die mit mir schon mehrere Projekte sehr erfolgreich durchgeführt hat, bei Herrn Ralf Lay, der uns immer ein sehr guter Redakteur war und ist, und last, but not least bei meiner lieben Frau Renate, die mich immer tatkräftig unterstützt hat. Allen diesen Menschen gilt mein uneingeschränkter Respekt und Dank für ihr Engagement, um dieses Buch verwirklichen zu können.

Joachim B. Vollmer

ANHANG

Bauch- und Kopfhirn im Dialog – ein fiktives Gespräch

Bauchhirn: »Hi, Hirn.«

Hirn: »Ja?«

Bauchhirn: »Du solltest schlafen.«

Hirn: »Und?«

Bauchhirn: »Na mach mal.«

Hirn: »Schäfchen zählen meinst du – nutzt nichts.«

Bauchhirn: »Probier's weiter, is' schon spät. Morgen solltest du topfit sein.«

Hirn: »Leichter gesagt als getan.«

Bauchhirn: »Mach hinne, sonst kann ich den Mist, den du heute verzapft hast, nicht verarbeiten, und du bist dann morgen wieder völlig durch den Wind.«

Hirn: »Welchen Mist? Ich? Was faselst du da? Außerdem bin ich nie durch den Wind. Kümmere dich lieber um die Verdauung. Mein Bauch spannt!«

Bauchhirn: »Dein Bauch? Du tust gerade so, als ob er dir gehören würde. Ihn bis zum Rand vollstopfen und uns die Arbeit überlassen, ja, das kannst du.«

Hirn: »Tu nicht so. Das, was ich euch heute Abend kredenzt habe, war doch wohl vom Feinsten, oder?«

Überall im Bauch macht sich Unmutsraunen breit.

Bauchhirn: »Nun ja, darüber lässt sich streiten. Vom Feinsten, dass ich nicht lache. Wenn ich dir meine chemischen Analysen hochschicken würde ... Aber bei den Farbstoffen, Konservierungsmitteln, Geschmacksverstärkern und sonstigen künstlich zugefügten Stoffen würde, wenn alle Organe die Wahrheit wüssten, Juckreiz über Juckreiz provoziert, um den Mist schnellstens über die Haut und nicht nur über Darm und Nieren wieder loszuwerden.

Wenn wir schon mal dabei sind, eine Frage: Welches durchgeknallte Hirn von euch kam eigentlich auf den hirnrissigen Gedanken, Geschmacksverstärker zu erfinden? Hat Gott etwa auch noch im Nahrungssektor Fehler gemacht? Er meinte doch, er macht keine? Allein, was er sich dabei gedacht hat, einen Ableger von mir in die Aussichtsplattform nach oben zu verpflanzen ... Das frage ich mich sowieso schon die ganze Evolution lang, ohne irgendeine vernünftige Erklärung zu erhalten.

Und dann dein Gehabe heute in der Firma vor und während des Buffets ›Las Vegas‹. Unter aller Sau. Wie du deine Mitarbeiter mal wieder vorgeführt hast. Ekelhaft! ›Leben und leben lassen‹ ist nicht gerade dein Motto. Eher ›Zieh sie so lange über den Tisch, bis sie die Reibungshitze als Nestwärme empfinden‹, oder?«

Hirn: »Der Müller hatte es ja schon lang verdient.«

Bauchhirn: »Der Müller, der Krawuttke, die Kohn, der Liebereiner und, und, und ... Alles nur, um der Frau Kalka zu imponieren?«

Hirn: »Quatsch. Du bist doch derjenige, der mich immer triezt und Höchstleistungen fordert, wenn's um deine Bedürfnisse geht.«

Bauchhirn: »Ich und meine kaum vorhandenen Bedürfnisse. Was bildest du dir eigentlich ein, wer du bist?«

Hirn: »Hähä, wenn du dich so ärgerst, scheine ich ja genau ins Schwarze getroffen zu haben. Wenn man's genau betrachtet, bist du ohne mich doch ein Nichts, ich buchstabiere: ›N-i-c-h-t-s.‹ Mach doch nur mal eine Umfrage: Wer kennt dich und wer kennt mich?«

Bauchhirn: »Fang bitte nicht mit Psychologie an, davon verstehst du wirklich nichts. Du hast doch immer schon den Eifersüchtigen gespielt und so lange rumgezickt, bis ich dich ins Rampenlicht gestellt hatte.

Aber wenn wir schon mal dabei sind, gut, dann musst du dir halt gefälligst auch mal anhören, was du eigentlich ohne mich wärst: Kannst froh sein, dass ich bei deiner gestrigen Abendfressorgie nicht die Notbremse gezogen und alles an den Absender zurückgeschickt habe: Hummer, Kaviar, Mayonnaise, Shrimps, Salate, Roastbeef, Schweinskaldaunen in Thousand-, Two-, Three-, Four-, Fivethousand-Island-Dressings, Cumberlandsoße, Fenchel-Knoblauch mit Sauce à l'Orange und wie der ganze Kladderadatsch sonst noch geheißen hat. Schwerstarbeit für meine Verdauungsfreunde, und wenn ich erst an die Organisationsarbeit für mich denke! Noch mal so einen Schwachsinn, und ich rufe die Palastrevolution aus.«

Auch wenn das Hirn bis hierhin laufend unterbrechen will, bietet das Bauchhirn ihm keine Gelegenheit und fährt unbeirrt fort: »Bei den Römern hat es auch so mit Fressorgien begonnen, und wie's geendet hat, weißt du ja aus dem Geschichtsunterricht. Während ich das Ganze über das kollektive Unterbewusstsein sofort zur Verfügung habe, musstest du es ja erst Stück für Stück von Fräulein Kremsreiter über das Fach Geschichte lernen. Dass du sie liebevoll bei Ihrem Vornamen genannt hast, hat sie dir übrigens bis heute nicht verziehen, und an dein eigentliches Ziel bist du ja auch nicht gekommen.«

Hirn: »Na ja, wie auch? Nachdem du dich mit ihrem Bauchhirn ›kurzgeschlossen‹ hast und mich als – wie sagtest du noch? – ›Sittenstrolch‹ bezeichnet hattest, war ich bei Walli ganz unten durch. Und mein Ziel, mit ihr einen Wochenendausflug nach dem Abitur zu machen, hast du mir ja auch ganz schön versaut.«

Bauchhirn: »Du weißt ja: Erst die Entsagung bringt den Menschen dem verlorenen Paradies näher. Heute wie ... na ja. Für mich ist ja alles heute, hier und jetzt.«

Hirn: »Heute hier und jetzt. Verlorenes Paradies, verlorenes Paradies, äffte das Hirn das Bauchhirn nach, so 'n Quatsch. Bauchhirnphilosophie. Wer braucht schon so was dämlich Langweiliges? Ich weiß, dass du und deinesgleichen am liebsten hinter Klostermauern Einzug halten würdet. Den ganzen Tag über und am besten noch die Nacht dazu beten, meditieren und in der Mitte verweilen. Hätten wir Hirne endlich unsere Ruhe.«

Bauchhirn: »Du musst mich nicht immer nachäffen. Das Echo deiner endlosen Vorträge hier unten reicht voll und ganz. Wenn ihr Hirnis endlich eure Ruhe vor uns hättet und damit übrigens auch wir Bauchhirne vor euch – Gott, was für ein Gedanke! Aber du als Alleinherrscher würdest doch totales Chaos anrichten, du mit deinem ›Nucleus‹. Ihr beide würdet euch doch laufend gegenseitig belohnen und kämt zu gar nichts Vernünftigem mehr, bis ihr pleite wärt.

Wenn ich nicht wäre, wer würde dich dann vor solchen und anderen Gefahren warnen? Wer würde alles bis hin zur Machbarkeit überprüfen, wer würde sich um die soziale Sicherheit kümmern, wer würde dich vor Lügnern schützen, wer bildet Sympathie oder Antipathie gegen andere Menschen aus und baut damit ehrliche Freundschaft auf oder versucht dich anderenfalls vor Falschheit zu bewahren? Wer, bitte schön, entwickelt die Gefühlsteppiche, sorgt für Sicherheit, Freude, Glücks- und Hochgefühle, Entspannung, lässt dich überhaupt die Liebe zu dir und zu anderen spüren, sagt dir, wenn du satt bist, auch wenn du es nur zu gern überhörst – und gibt dir aber auch das Gefühl von Freiheit und Grenzenlosigkeit? Aber trotz alledem: Du jedenfalls unterstützt mich nicht in meinen Bemühungen, dir das alles zu geben. Am meisten schmeißt mir der ›Nucleus accumbens‹, dein so hochgelobtes Belohnungszentrum, immer wieder Knüppel zwischen die Beine.«

Das Hirn kann beim Gedanken, das Bauchhirn hätte Knüppel zwischen den Beinen, ein Schmunzeln nicht unterdrücken, wagt aber nicht, es in seinen Ausführungen zu unterbrechen.

Bauchhirn: »Ich bräuchte viel mehr Ruhe, Wärme, leichte Bewegung, eine Ernährung, die meinen Anforderungen und nicht deinen, liebes Hirn, entspricht. Ganz zu schweigen davon, dass mir eine Entgiftung mal wirklich guttäte, da unser gesamter Körper mittlerweile weit von einem gesunden Energiefluss entfernt ist.

Bei mir läuten schon an allen Ecken und Enden die Alarmglocken. Einen Großteil meiner Energie muss ich für hausgemachte Probleme verwenden, es droht uns der Kontrollverlust. Die Signale des Unterbewusstseins musste ich schon stark zurückdrehen, wenn jetzt noch etwas Schwerwiegendes entsteht, kann ich nicht mehr, bin schlicht überlastet. Du weißt, was das heißt, dann melde ich bei dir Burn-out an. Du kannst dir allenfalls noch aussuchen, womit deine Probleme beginnen sollen: Vielleicht fangen wir erst mal mit einfachen Stresssymptomen an: Wie wär's mit hohem Blutdruck und Schlafstörungen? Wenn du weiter stur bleibst, gehen wir dann zu Depressionen über, die – wenn du immer noch nix draus lernen willst – dann in Hoffnungslosigkeit münden, und danach hätten wir vielleicht noch ein paar Panikattacken zu bieten, weil wir ja eine Menge unverarbeiteter Konflikte in uns tragen. Da ich jedoch anderes zu tun habe und mich nicht um diese ›Kleinigkeiten‹ kümmern kann, bleibt irgendwann nichts anderes übrig, als dass sich jemand anderes einmal darum kümmert. Ich falle dann aus, damit natürlich auch mein ausführendes Organ, der Darm. Die Leber ist sowieso der Meinung, sie hat durch deine Sauferei und deine ständige Pillenschluckerei gegen irgendwelche Wehwehchen schon mehr als genug zu tun. Die Lunge kämpft nicht nur mit den alltäglichen Emissionen aus der Luft, sondern muss auch noch deine Sch...raucherei ertragen.

Und dann du und dein ›Accumbens‹-Belohnungszentrum: Statt nur Blödsinn auszuhecken, könntet ihr beiden was Sinnvolles tun. Sorgt endlich mal für mehr für Licht, Luft, Bewegung, gesunde, natürliche Lebensmittel auf der einen Seite, und verhindert auf der anderen Seite endlich mal ein Zuviel an Nahrungsmittelchemie, Alkohol, Rauchen, Schwermetallen und Umweltgiften. Letztendlich führt der ganze Mist zu Organstörungen und Krankheiten, um die ich mich als

Bauchhirn erst später, nachdem der anstehende Berg abgearbeitet ist, kümmern kann.

Deine, wie du sie nennst, ›Nahrungsmittelintoleranzen, Unverträglichkeiten und Allergien‹ basieren alle auf einer Reaktion namens Abwehr des Immunsystems und der Psyche. Auch diese Probleme sind wie viele andere meist hausgemacht. So werden halt Gegenmaßnahmen auf Gegenmaßnahmen ausgelöst, um Schlimmeres zu verhindern, weil dein Belohnungszentrum vor lauter ›Immer mehr‹ schon nicht mehr gerade stehen kann.

Aber die Sache mit dem von dir vorhin erwähnten Kloster hätte was für sich, geb ich zu. Wäre übrigens auch mal eine Zeit lang was für dich, nach den Orgien und Sünden, die du schon alle begangen hast.«

Hirn: »Ich und Sünden. Pass auf, was du da sagst. Sünde bewirkt Schuld. Und du wirst doch nicht sagen wollen, dass ich Schuld trage?«

Bauchhirn: »Nun ja, zumindest dein Belohnungszentrum, ja, dein Nucleus accumbens ist sicher nicht ganz frei von Schuld. Dass du als Allerletzter raffst, was hier abläuft, ist eh so ziemlich allen klar. Insofern muss man dich sogar von jeder Schuld freisprechen; denn entweder manipuliert dich dein ›Nucleus‹ bis zum Gehtnichtmehr – oder …«

Hirn: »Ja – oder … sprich's ruhig aus. Wer noch …? Du meinst doch nicht etwa dich selber? Als ob ich mir was von dir sagen lassen würde. Ich doch nicht. Ich, der Herrscher über alle Organe, und auch von anderen lasse ich mir genauso wenig sagen.«

Bauchhirn: »Über das Wesen der Manipulation erkläre ich dir gleich noch etwas. Aber – ich hätte fast vergessen, Majestät, wie alle Organe Ihro Gnaden Untertanen sind. Das Herz hört auf dich, na klar, die Leber, die Milz, die Bauchspeicheldrüse, die Nieren, die Geschlechtsorgane auch, und dann hätten wir da ja noch mein direktes Herrschaftsgebiet Magen und Darm.

Kommen wir zu den Systemen, ›Maestro Hirn‹. Da wären dann noch: Blutkreislauf, Stoffwechsel, Hormone, Enzyme, Darmbakterien und Immunsystem. Hä, hä. Und all die hören auf dich? Guter Witz!

Wenn wir jetzt noch die Psyche, das Unterbewusstsein und die Seele mit ins Spiel bringen, dann frage ich mich ernsthaft: Wozu wirst du eigentlich gebraucht, außer um ein Bier zu bestellen und sonst vielleicht noch als ›Problemverursacher‹ zu dienen?«

Hirn: »Du nervst! Ich mache doch erst den Menschen zu dem, was er ist: ›die Krone der Schöpfung‹. Dort, wo ich bin, ist halt oben.«

Bauchhirn: »Schöne Krone. Wie viele Zacken da schon von ›oben‹ rausgefallen sind, kannst du dir selber beantworten, wenn du deine Hybris mal zur Seite schiebst. Eines aber versprach ich dir ja noch zu erklären: das Wesen einer guten Manipulation.

Das Wesen einer guten Manipulation erkennt man daran, liebes Hirn, dass man sie eben nicht erkennt. Denk mal darüber nach, wenn ›Nucleus accumbens‹ dich mal wieder zu Dingen verführt, die ich und andere Leidtragende mit ausbaden müssen.«

Das Hirn hebt langsam seinen imaginären Zeigefinger, während das Bauchhirn allerdings eine Unterbrechung gar nicht erst zuzulassen gedenkt. »Ich weiß, ich weiß, was du sagen willst: ›Spaßgesellschaft.‹ Ich sage: ›Schöne Spaßgesellschaft, die sich auf dem Rücken anderer austobt.‹

So, und jetzt gib endlich Ruhe! Ich muss noch einiges bewerkstelligen, damit du dich morgen mal wieder ins Rampenlicht stellen kannst.«

Als das Hirn noch etwas entgegnen will, »kappt« das Bauchhirn schon die Leitung, denn es muss ja noch den gesamten gestrigen Tag aufarbeiten, und dazu gehören nicht nur die Charakterausfälle, sondern auch noch zusätzlich die »Fressorgie« vom Vorabendbuffet, und das Bauchhirn beginnt, in sich hineinzugrinsen, während es sich anschickt, als kleine Rache für die nächtliche Verdauungsmehrarbeit ein paar unfreundliche Träume vorzubereiten.

Literatur

Beatty, Melody: *Kraft zum Loslassen. Tägliche Meditationen für die innere Heilung*, Heyne, München 1991

Beckmann, Gero, und Andreas Rüffer: *Mikroökologie des Darmes. Grundlagen, Diagnostik, Therapie*, Schlütersche, Hannover 2000

Dowie, Jack, und Arthur Elstein: *Professional judgement. A reader in physical decision making*, Cambridge University Press, Cambridge u. a. 1999

Gershon, Michael: *Der kluge Bauch. Die Entdeckung des zweiten Gehirns*, Goldmann, München 2001

Gottlieb, Anne, und Slobodan Pesic: *Der magische Kubus. Ein Erlebnisbuch, das Ihr ganz persönliches Geheimnis offenbart*, Fischer, Frankfurt am Main 2005

Schneider, Karola: *Kraftsuppen nach der chinesischen Heilkunde. Wohltuende und stärkende Fünf-Elemente-Suppen für die westliche Küche*, Joy, Oy-Mittelberg 1999

Uhlemayr, Ursula: *Wickel & Co.* Bärenstarke Hausmittel für Kinder, Urs, Oy-Mittelberg [13]2011

Vollmer, Joachim Bernd: *Gesunder Darm – gesundes Leben*, Knaur, München 2010

–, *Die heilsame Leber- und Gallenreinigung. Basis Ihrer Gesundheit. Mit Heilkuren und Rezepten*, Knaur, München 2012

–, *Neurodermitis natürlich heilen. Mit der bewährten Schwed-ler-Vollmer-Methode*, Knaur, München 2012

Weidinger, Georg: *Die Heilung der Mitte. Die Kraft der Tradi-tionellen Chinesischen Medizin*, Ennsthaler, Steyr 2013

Stuhldiagnostik in der Praxis

Verschiedene Labors widmen sich der Stuhldiagnostik anhand von Stuhlproben. Wenden Sie sich bei Bedarf zum Beispiel an die klinische Abteilung »Enterosan« der Labor L + S AG:

Labor L + S AG
Mangelsfeld 4
97708 Bad Bocklet-Großenbrach
Tel.: (0 97 08) 91 00-0

Kostenfreie Service-Hotline für Therapeuten:
(08 00) 9 77 08-98
Fax: (0 97 08) 91 00-36
info@enterosan.de
www.enterosan.de

Register

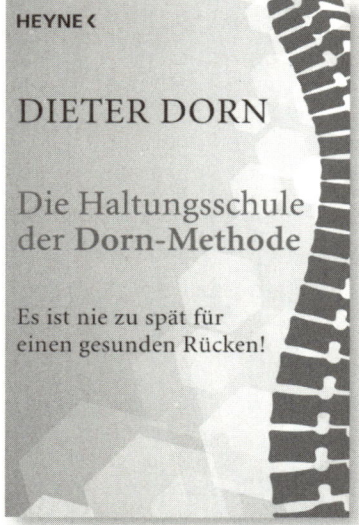